과일이 명약이다

# 신비한 과일요법

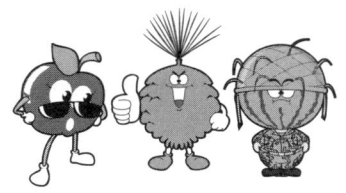

太乙出版社

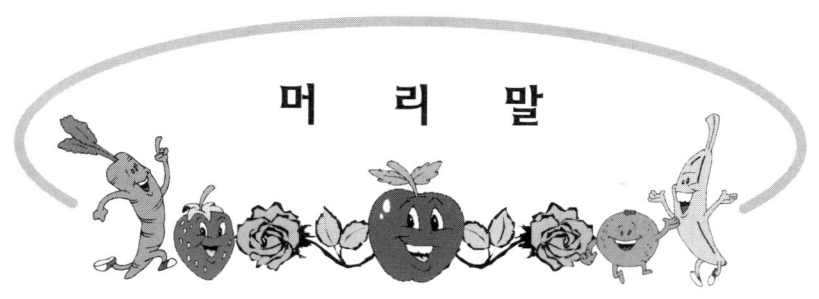

# 머 리 말

　현대과학의 발달로 인해 사람의 수명 역시 많이 연장되었다고 하는 말을 우리는 자주 듣게 된다. 그러나 우리의 옛 조상들이 살아온 천수(天壽)에 비하면 별 것 아니라 할 수 있다. 선인 팽조(彭祖)는 800년을 살았고, 여러 문헌을 살펴보면 200세 가까이 산 사람들은 많다. 그런데 현대에 와서는 100세를 살았다고 하면 오래 장수한 것으로 말하고 있다.

　하긴 우리 나라에도 100세 이상 장수한 노인들이 없는 것은 아니지만 그리 많지는 않다. 또한 세계의 장수촌도 많지만 여전히 70~80대가 보편적인 수명이다. 그러나 이보다 훨씬 나이가 적은 중장년층의 사망률이 높아 간다고 하는 사실은 아이러니칼 한 이야기가 아닐 수 없다.

　이런 점에서 볼 때 과학이나 의학이 발달한다고 수명이 연장되는 것이 아닌것 같다.

　문명이 발달하면 할수록 이에 비례하여 질병이 생겨나 건강을 해치고 단명하는 경우가 많은 것이다. 건강하고 오래 살기 위해서는 여러 가지 원인이 있겠으나 무엇보다 식생활이 첫째로 꼽히지 않을 수가 없다.

사람의 몸은 처음 태어날 때는 아주 깨끗한 몸이지만 점점 나이가 들어 젊은이가 되고, 장년이 되고, 또 노쇠해 가는 과정에서 식이 (食餌) 라고 하는 문제가 수명과 가장 밀접한 관계를 유지하게 된다. 어떤 영양식을 취해야 건강하고 오래 살 수 있는가 하는 문제이기 때문이다.

과학 문명이 앞선 서양 사람들은 '칼로리' 위주의 식생활을 하는데, 이것을 점차 본받아 가는 우리의 건강도 어느새 칼로리 위주의 육식 체질로 바뀌게 되었다. 이 때문에 우리의 건강도 점차 현대문명의 질환에 시달리게 되는 것이다.

우리의 근본은 육식 민족이 아니라 초식 민족이었다. 그런데 이런 초식 체질이 서양 식단을 따라 가다보니 어느새 '서양질병 귀신'이 묻어 들었다. 그래서 고혈압, 당뇨, 심장병, 뇌질환 등으로 사망하는 경우가 늘어 났고, 또한 과거의 질병에 비해 병명수 또한 많아 졌다. 때문에 현대의학은 동서양의 치료를 병행해서 질병을 치료하고 있는 것이다.

그러나 여기에 미치지 못하는 경우가 많다. 그래서 제3의 치료라고 할 자연요법에 눈을 돌리게 되었는데 이는 옛 우리 조상들이 사용해 온 방법이다. 그 중에서 식이요법 (食餌療法) 이 제일 중요하다는 사실을 알게 되었고, 서양인들이 취하는 식이요법보다 우리의 채식요법이 건강에 좋다는 사실을 알게 된 것이다.

생식이란 채식과 과일요법이 있는데 채식도 중요하지만 근래와서 과일요법이 매우 좋다는 사실이 입증되고 있다. 그 옛날 우리 조상들은 산야에서 나무 열매나 풀을 뜯어먹고 살아왔다. 이 때문에 천수를 누리고 장수를 할 수가 있었던 것이다. 결국 서양인들도 우리의 식이요법인 '자연요법(自然療法)'이 '과학요법'보다 우수하다는 사실을 깨닫기 시작한 것이다.

필자의 친구인 한의사 Y는 자연요법의 치료를 중요시 하는 데, 환자의 진찰과 치료 과정부터 다른 한의사와는 다르다. 환자의 한 손에 곡식이나 과일같은 자연식을 쥐게 하고 예민한 추(錘)를 이용하여 진단을 하는데 환자 몸에 맞는 식물(食物)일 때는 추가 흔들리고, 반대로 맞지 않으면 흔들리지 않는다. 이것을 기초로 삼아 민간약을 처방하는데 물론 추에서 응답이 있는 식물을 먹게해서 식이요법으로 병을 고치는 치료법이다.

우리 질병은 식물에서 오는 피해가 대부분이고, 사람 몸은 체질적으로 각양각색이어서 '자신 몸에 맞는 식물을 취하면 병이 없다'는 것이다. 이것을 미루어 보아 우리 몸에 맞지 않는 식물은 병을 만든다는 것을 알게 되었고, 자연요법이 소중하다는 사실을 알게 되었다. 특히 과일요법이 좋다고 하는 것은 하늘과 땅의 영양분을 빨아들인 열매이기 때문이다. 사람 역시 자연의 동물인지라 자연식이라 할 열매를 취할 때 모든 질병을 물리칠 수 있을 것이다.

지금까지 자연요법인 채식이나 과일요법이 좋다고 하는 것은 인정해 왔지만, 왜 어떻게 좋아서 약이 되고 치료가 되는가하는 것은 많이 알려지지 않았다. 이런 의미에서 필자는 다년간 과일에 관하여 관심과 연구를 거듭해 왔다. 그리하여 난치병으로 고생하는 많은 분들에게 한 번 시도해 보라는 의미에서 이 글을 집필하게 되었다. 이는 단순히 보조식품으로 좋은 것만이 아니라 치료에도 효과가 크기 때문이다.

우리 조상들이 민간요법의 하나로 과일을 이용해 왔던 것은 과일과 인간이 하나라는 사실을 오래전부터 알고 여기서 질병 치료나 건강을 찾고자 해왔던 것이다. 이것은 위에서 언급한 한의사 친구의 식물요법과 같은 이치이다. 즉 몸에 맞는 과일을 섭취하면 질병에 효과가 있다는 사실을 알았기 때문일 것이다. 이러한 의미에서 이 과일요법에 대하여 일독이 있기를 바라는 바이다.

2001년 3월 寒爐書室에서
저자 황종찬

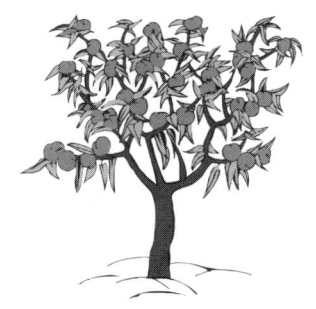

# 차 례

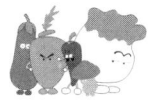

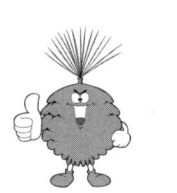

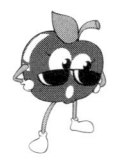
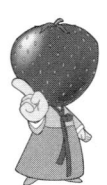

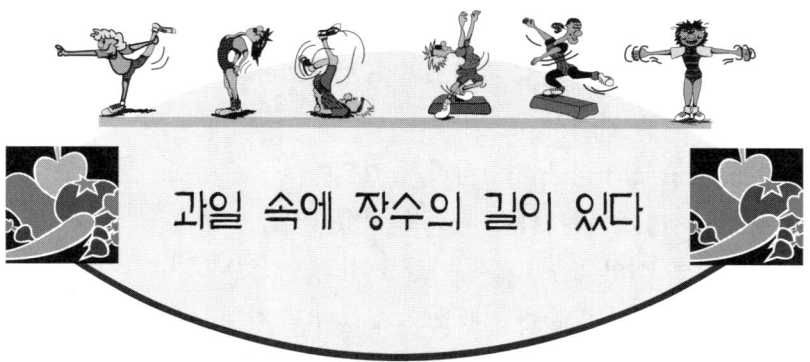

# 과일 속에 장수의 길이 있다

사람은 어느 누구나 한결같이 오래 살면서 즐겁고 행복하기를 바란다. 하지만 오래 살면서 병이나 고통으로 인고(忍苦)를 당하는 강요가 있다라고 하면 어느 누구도 오래 살기를 달가워하지는 않을 것이다. 옛 중국의 선인(仙人)으로 알려진 팽조(彭祖)라고 하는 이는 800여세까지 살았지만, 이와는 반대로 불사약(不死藥)을 구하려고 몸부림을 쳤던 진시황제(秦始皇帝)는 50세도 채 살지 못하고 죽고 말았다. 여기에는 아마도 양생법이나 아니면 선천적으로 좌우되는 천명(天命)이 있는 것이 아닌가 싶다. 이 점에 관하여 한번 생각해 보기로 하자.

옛 우리네 선인들은 먼저 세상에 왔다가 오래 살면서 천수(天壽)를 다하고 간 이들이 많다. 제 수명을 다하고 돌아갔다고 하는 말이다. 그렇다면 이 분들은 어떻게 살다가 갔기에 이렇게 자신의 천수를 다하고 갔을까하는 의문이 생길 것이다.

첫째, 과욕이 없이 살았고

둘째, 도(道)를 깨닳고 음양조화를 알았으며

셋째, 음식을 가려서

넷째, 먹고 잠자리를 편안하게 들었으며

다섯째, 심신을 혹사하는 과로를 피했다.

그래서 옛 선인들은 100세 이상을 살 수 있었다.

그러나 현대 사람들은 100세를 살았다고 하면 특출(오래 살았다)하다고 할 지경이다. 이는 술을 과음하고, 망령된 일도 서슴치 않고 하며, 정기를 함부로 낭비하며, 또한 정신력까지 조절을 하지 못하기 때문이다. 이와 같은 방탕한 생활은 치열한 생존경쟁 의식에 사로잡혀 지나친 스트레스를 받게 되는 것이 그 원인으로 되어 있다. 그래서 오래 살기를 바라고자 한다면 바른 정신적자세, 생활법도, 과로, 과음 그리고 음식을 알맞게 가려먹어야만 한다.

이와 같은 절제있는 생활이 이루어질 때 자신의 수명을 결정지을 수 있다고 할 수 있다.

다음으로 간과해야 할 것은 선척적으로 타고난 기본 체력(體力)의 중요성이다. 즉, '인간이 오래산다, 단명으로 일찍 죽는다' 등은 모두가 천명에 따르는 것이다. 여기서 천명이라고 하는 것은 모두 부모에 의해 물려 받게 된다. 그런데 부모의 성쇠(盛衰)는 일정하지가 않다. 여기에 따라 오래 살 수가 있거나 일찍 죽는다고 하는 수명이 결정지워 진다는 것이다.

선천적으로 태어날 때 왕성한 부모의 기를 받고 태어나면 최상의 수명을 누리게 되고, 부모의 어느 한 쪽이라도 허세한 기를 받고 태어나면 중간 정도의 수명을 얻을 수가 있고, 부모 모두 허쇠하면 짧은 수명을 누리게 된다. 그러나 부모의 체질을 잘 받았다

하더라도 수양이나 건강관리를 잘못하면 단명하게 되는 것은 사실이다. 그러므로 부모에게 받은 기만을 믿을 수는 없는 것이다. 그래서 오래 천수를 누린 옛 사람들은 '몸을 닦아 천명을 기다린다' 라는 말들을 하고 있다. 바로 이 한 마디에서도 인간이 천수를 누리는 정도와 천수를 다하지 못하는 차이점을 알 수가 있는 것이다.

'몸을 닦아 천명을 기다린다' 라고 하는 말은 몸을 닦고 가려서 조심을 하면 오래 살 수 있다고 하는 말이다. 여기서 '몸을 닦는다' 라는 의미의 뜻을 생각해 보기로 하자. 인간은 자기 스스로의 노력은 없이 오로지 약 아니면 영양가 높은 음식만으로 몸을 가꾸고 보호하려 한다. 그렇다고 좋은 보약, 좋은 영양제, 칼로리 높은 음식이 결코 나쁘거나 아니면 효과가 없다고 하는 것은 아니다. 우선 무엇보다 소중한 것은 자신을 가꾸고 몸을 다듬겠다라고 하는 자세와 그에 따른 적합한 운동이 필요하다는 것이다. 그리고 가장 중요한 것은 우리가 세끼 먹어야 하는 식이(食餌)법이다. 식이법이란 먹는 것을 말하는데 함부로 먹어서는 안될 음식은 삼가해야 하고, 과식을 피하고, 영양이 고루되는 음식물을 섭취하는 것이 가장 소중한 일이라 할 수 있다. 지방질이 스테미너에 좋다고 중년 이후의 사람이 덮어놓고 많이 먹기만 하면 콜레스테롤 수치가 높아져 고혈압이나 심장질환에 걸리게 된다. 그렇다고 영양가 없는 음식만을 섭취하게 되면 철분이 부족해져서 빈혈이 생기고 각종 질병을 일으키게 된다. 그러므로 적절한 영양 공급과 비타민 같은 것이 공급되어야 건강한 몸을 유지할 수가 있다.

건강을 지킴에 있어서는 위에서 말한 지방질 많은 육식보다는 채식이나 과일들이 좋다고 하는 사실은 이미 널리 알려져 있는 사실이다. 지방질은 동물성 지방질보다 식물에서 얻어지는 지방질이 훨씬 좋다. 옛 사람들이 장수할 수 있었던 것은 바로 동물성 지방질이 아니고 식물성 지방질에서 주로 영양을 취하고 얻었기 때문이다. 특히 채소나 과일류 등에서는 몸에 이로운 영양소가 듬뿍 들어있는 것은 이미 우리가 잘 알고 있는 사실이다. 근래 들어와서 특히 몸에 좋은 영양소와 질병 치료에 좋은 것은 과일에 있다는 사실이 도처에서 발표되고 있다.

과실의 치료효과는 획기적인 사실이다. 과일은 한 마디로 수명을 연장하고 질병 저항에 좋아서 예방 효과가 크다. 옛 원시시대 사람들이 나무 열매와 풀들을 뜯어먹고 건강을 유지해 온 것을 한번 더 생각해 볼 필요가 있을 것이다. 과일요법은 현대 질병의 유일한 영양이고 치료약이 된다고 확신하고 있다. 우리가 장수하는 길을 찾는데, 그 길은 과일을 많이 먹는 일이다.

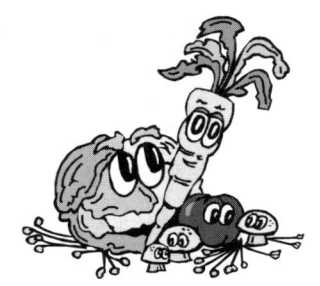

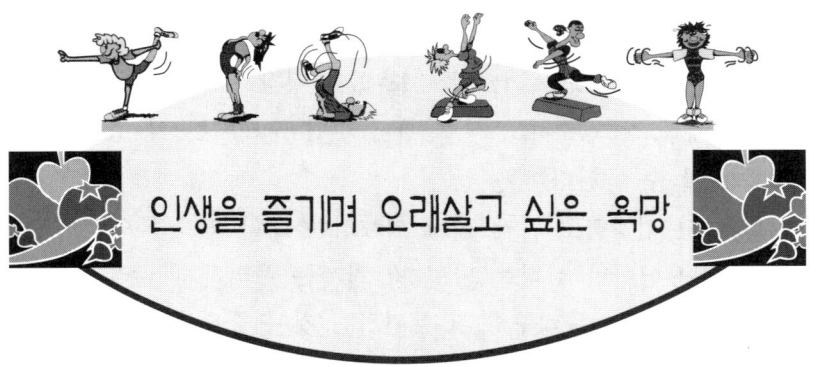

# 인생을 즐기며 오래살고 싶은 욕망

　　인간은 아무리 자연을 이용하고 과학으로 개척한다고 하지만 역시 미약한 동물에 불과한 것은 변함없는 사실이다. 문제는 태어나고 죽어야만 하는 생명을 어떻게 해서 조금이라도 연장할 수 있으며 또 질병없이 건강한 몸으로 살 수 있는가 하는 것이 최대 과제일 것이다.

　　오래 살았다고 해야 100세 안팎, 그 이상 어쩔수 없는 것이 우리네 인생이다. 주어진 인생을 잘 보호하고 아끼면서 잘 유지해야 70이요, 아니면 80에 불과하다. 잘못하면 아까운 나이에 병들어 죽고 마는 허무하기 이를데 없는 것이 인간이다. 그러나 그렇다고 이대로 주저앉아 내버려 둘 수는 없는 일, 되도록 건강하게 오래 살아야만 한다. 그러기 위해서는 과학자의 연구도 필수불가하지만 그보다 개개인이 건강에 관심을 갖고 노력하지 않으면 결코 오래 살 수도 또 건강하게 살 수도 없을 것이다.

기계도 오래 돌리면 낡고 고장이 나듯이 인간의 인체도 사용하기에 따라 빨리 고장을 이르킬 수도 있고 건강하게 살다가 갈 수도 있다. 기계를 잘 간수하고 잘 다루어 주면 오래가는 것 같이 인체도 오래 살 수가 있다.

그렇다면 건강하고 오래 살기 위해서는 우리 인체를 어떻게 기계처럼 다루어야만 한다는 말인가? 기계는 무리하게 굴리지 아니하고 기름칠을 자주 해주고 잘 보관하는 것이 중요하다. 사람도 이같이 건강하고 오래 살자면 영양을 고루 충분하게 공급하고, 몸에 무리가 가지않도록 하며, 충분한 휴식을 취하고, 운동으로 단련을 해야만 한다. 이것이 최선의 방법이다. 왜냐하면 우리 인체를 완전히 변화시킬 능력은 아직도 없기 때문이다.

대체로 20세까지는 혈기왕성하게 싱싱하다가 30대에 이르면 오장(五臟)의 기능이 굳건해지고, 40대에 와서는 피부가 차차 퇴락해지며 50대에 다다르면 간기능이 쇠태해져서 눈이 점차 어두어진다. 60대에 이르면 심기가 쇠퇴하면서 정신적으로 불안하고 눕기를 좋아하게 되며 70이면 소화 장애가 오고 80에는 폐가 쇠퇴하면서 정신이 오락가락하고 망언도 하게 된다. 90세가 되면 신기가 마르고 그외 4개 장기의 기능이 극도로 약해진다. 100세에 다다르면 모든 장기 기능이 타락되고 정신이 없어져 형체만 남게 된다. 이래서 인생을 인생무상(人生無常)이라 하는 것이다.

이렇게 세월따라 쇠퇴해 가는 육체를 지키기 위해 보약(補藥)도 먹고 운동(運動)도 하고 휴식(休息)도 취하게 된다. 우리 인체는 기(氣)라고 하는 기본 '에너지'요소와 몸을 따뜻하게 하는 피(血)로 구성되어 있다. 그리고 장수에 필요한 보약 등과 기능을 강화시켜주는 약제 같은 것도 있다. 시기에 따라 약해진 인체의 기능을

보강시켜 주고, 병으로 약해진 부분을 치료하고, 때로는 큰 병을 사
전에 예방하기도 하는 것이다. 건강하게 사는 길을 안내하고 지켜
주는 것이 바로 보약인 것이다. 나이 먹고 몸이 쇠진해가도 젊게
산다라고 하는 것이 바로 젊었을 때의 건강으로 살고 싶은 욕망에
서 나온 말이다. 그러나 세월따라 변해가는 신체는 붙잡을 수가 없
고 막을 수가 없는 것이다. 단지 건강하고 즐겁게 살 수 있는 길은
건강요법을 꾸준히 잘 이행하는 것인데 아마도 우리가 어떻게 먹느
냐에 따라 건강할 수 있고 오래 살 수도 있는 것이다. 근래 우리의
식사 패턴이 점차 서양식을 따라가고 있어서 체질이 산성화하고 있
다. 이 때문에 과거에 보지 못했던 병이 생겨나고 애석하게도 단명
하는 경우가 많아졌다. 이것은 오로지 개인의 불찰이라고 할 수 밖
에 없다. 우리가 건강하고 행복하게 오래 살자면 무엇보다 우리가
주식으로 하고 있는 모든 먹거리에 관한 연구에 노력해야 할 것이
다. 이런 관심과 노력 없이는 오래 살 수가 없기 때문이다.

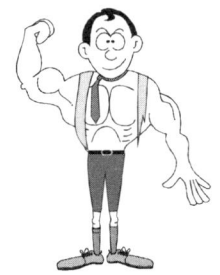

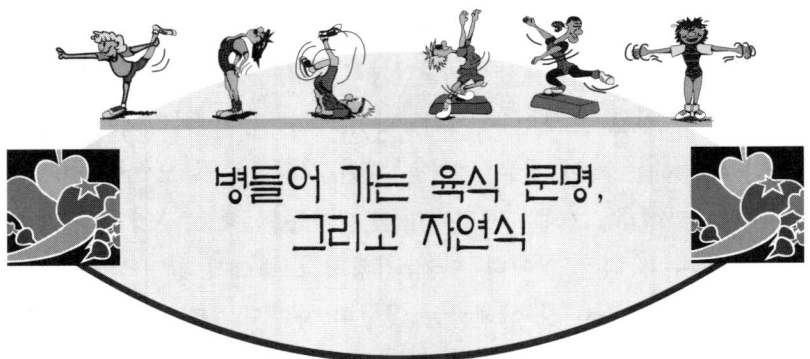

# 병들어 가는 육식 문명,
## 그리고 자연식

한국인의 식생활 변천을 보면 어느새 서양문화라고 할 육식 문화를 많이 닮았다. 사람이 산다는 것은 먹고(食) 있다라고 하는 것이며 따라서 먹지 않으면 생명 활동이 정지 당하는 것은 정한 이치다. 그리고 올바른 식성을 찾지 못하면 육체는 오래 가지를 못하고 쉽게 병들기 마련이다.

그런데 오늘의 현실은 어떤가? 경제 성장과 더불어 우리네 식생활의 '패턴'도 점차 변질되었다. 즉 서구적이면 무엇이고 다 과학적이고 좋다는 생각이 만연해 우리도 어느새 육식 문화를 따르는 모방이 시작되었다.

서양인들의 육식 위주는 칼로리만 높게 취하면 건강하다고 내세우는 '칼로리' 영양학 때문이다. 하지만 오늘날의 그 수 많은 무서운 병들은 하나같이 이 육식 위주의 식단 때문에 생겨난 결과라고 입을 모으고 있다.

　로마 전성기의 어떤 철인은 '로마인은 육식으로 인하여 멸망할 것이다'라며 이 말은 멀지않아 적중될 것이라고 예언했다. 건국 당시의 전성기 로마인들은 채식을 주로하여 소박하고 검소한 식이 생활을 통하여 상무정신(尙武精神)으로 국민 모두가 무장했다고 한다. 그러다 번성하여 세계제국으로 등장하자 미식이라 할 식도락 바람이 불고, 사치풍조가 만연하였다. 국민의 몸은 헤이해 지고 지배층의 정신은 황폐해 지기 시작했다. 이때부터 로마는 내부 속에서부터 멸망이 시작된 것이었다. 현대의 서구문명이 이렇게 그 옛날의 로마를 닮아가고 있는 것이다.

　석학「슈펜글러」나「토인비」같은 이들은 서구문명의 종말을 예견한 지가 오래다. 그러면서 아직 자연식 생활권에 들어있는 동양문명으로 주도권이 이동하리라는 말을 서슴치 않았다. 이것이 모두 식물 때문이라는 결론이다. 우리의 몸은 먹지 않고 존재할 수가 없고, 식물이라는 것은 개개인에게는 인생 자체가 된다고 할 수가 있다.

　인류의 문화는 바로 식생활에서 열려왔듯이 한 개인의 식성은 자신의 건강과 아울러 사회 건강을 의미하는 것이다. 따라서 동양문화는 채식주의로 정신문화를 이룩해왔고, 서양인의 육식주의는 곧 기계자본 문화를 번영시켰다는 사실은 다 알만한 일이다. 이미 쇠퇴기에 접어들고 있는 육식문화권의 구미사회는 현재 암(癌), 심장병(心臟病), 동맥경화(動脈硬化), 정신질환(精神疾患) 등이 늘어나고 있다는 사실이다. 이것을 뒤늦게 깨닫고 알아챈 서구인들은 자연식 붐에 눈을 돌리고 있다.

　현대 문명이 갖가지 공해를 낳고 지구가 온통 오염이 되어 인류의 위기가 목전에 다달았다는 사실을 알고 자연보호운동에 관심을 보이고 있다. 이 식생활에서의 자연식 운동은 우리 나라에서는 아직 도입단계에 불과하지만 우리는 자연식 운동으로 우리 체질에 맞는 식성(食性)을 유지시켜야만 할 것이다.

그렇다면 자연식이란 무엇이며 왜 해야만 하는가, 또 어떻게 해야만 옳은 것인가 하는 것이 궁금할 것이다.

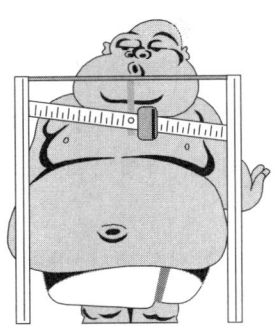

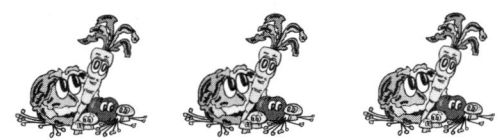

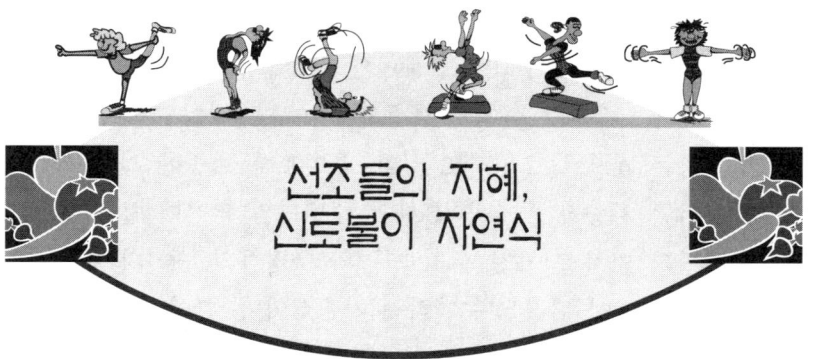

# 선조들의 지혜,
# 신토불이 자연식

누구나 다 잘 알다시피 현대의학의 모든 학설은 서구의 육식 민족들의 산물이다. 그런데 지금까지 서구인이 주도해 왔다라고 할 수 있는 물질문명은 21세기에 다달아 큰 시련에 봉착하게 될 것이다. 피하기 어렵게 된 공해현상과 질병으로 암, 동맥경화, 심장병을 비롯한 각종 성인병은 물론 정신적 황폐현상이 일어나고 있기 때문이다.

우리는 근대화 과정에서 서양에서 많은 도움을 받았고 또 배웠다. 그러나 무분별하게 물질만능의 배금주의사상까지 받아들여 이제는 우리의 혼(魂)마저 침범 당하기에 이르렀다. 서양의 것이라면 무엇이든 우리의 것보다 좋은 줄로만 생각하는 뿌리 깊은 사고가 서구지향적으로 치닫고 있는데, 이는 우리의 소중한 정신문화를 송두리째 잃는 것은 물론 오랜 세월동안 대대로 지켜 내려온 구미(口味)까지 잃어버리게 되는 것이다. 그런데 우리의 정신적 지주라할 수 있는 '신 지식인'들 까지 말끝마다 '서양은 이런데…'라고 서양을 치켜 세운다. 오래전부터 물질문명의 병폐를 지적하면서 종말을 경고하고 있지만 우리는 아직도 각성하지 못하고 서양만 믿고 따라가면 발전하는 것으로 오인하고 있다. 무엇보다 소중한 것은 우리 조상이 물려준 자긍심 찾기이다. 불과 수백년의 역사에 불과한 미국에 수천년의 역사를 가진 우리 민족의 조상들의 슬기와 지혜가 그들보다 못할 것이 뭐겠느냐고 하는 자존심이다. 한마디로 선인들이 가꾸어온 동양정신의 우월성을 재인식하여 우리의 뿌리를 찾아 물질문명의 병폐에서 탈출해야 할 것이다.

원래 육식으로 출발한 서양인과 자연식으로 출발한 우리와는 대조가 되기 마련인데 사물을 파악하는 관점부터 다르다. 말하자면, 이러한 사고는 육식동물과 초식동물의 차이에서 생기는 사고라고 할 수가 있을 것이다. 이들은 물질우위에서 기계문명을 발전시켰고, 우리는 정신우위를 간직해서 이들보다 앞서는 정신문화를 꽃피게 했다. 한 작은 예를 들면 인간의 본성에 대한 해석에 있어서도, 서양인은 '성악설'을 따랐으며 우리는 '성선설'에 입각하였다. 이와 같이 서양인의 합리주의적 과학사상이 현재의 기술혁명을 가져왔다라고 할 수도 있지만, 모든 사물을 흑백으로만 분리하는 배중률(排中律)로서는 제한된 문제로 밖에 볼 수가 없을 것이다. 하지만 동양사상은 중용(中庸) 또는 공(空)이라는 개념으로 출발해왔다. 때문에 우리 선인들은 '자연과 인간관계'를 대립이 아닌 조화 속에서 파악하여 감히 자연을 정복한다는 사고는 상상할 수도 없었다. 나와 우주는 둘이 아니고 하나로 보는 것이다.

현대 의학이나 칼로리 영양학설은 육식민족을 표준으로 성립시킨 응용과학으로서 좋은 점과 배울 점도 없지 않다. 그러나 자연식을 위주로 삼아온 동양인인 우리에게 그대로 적용시킨다고 하는 것은 아무래도 무리가 있다고 할 수가 있을 것이다. 그것은 식생활이 다르고 기후 환경이 다른 입장에서 살고 있다는 것 부터가 차이점이 있기 때문이다. 그래서 한 마디로 육식은 우리에게 맞지 않는다는 결론이다. 그러므로 우리에게는 육식보다는 자연식이 더 적합하다고 할 수가 있다.

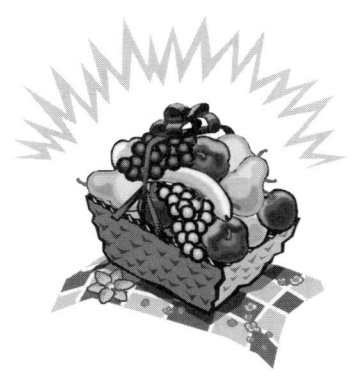

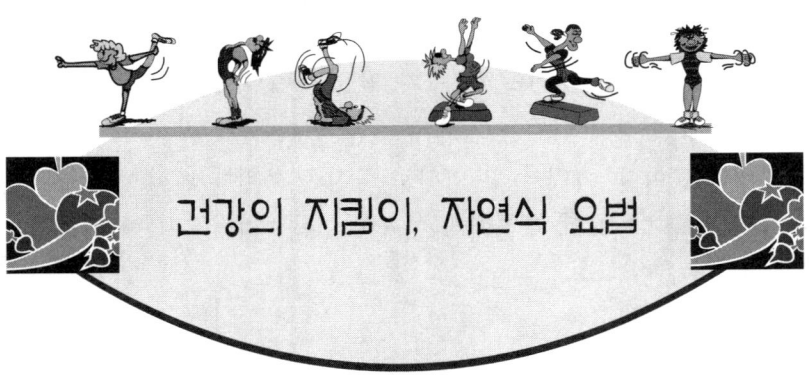

# 건강의 지킴이, 자연식 요법

21세기에 접어든 현 시점에 과학적인 의학은 최고로 발전하였다. 그리하여 인간의 수명(壽命)도 점차 높아지고 있으나 질병(疾病)만은 완전히 정복되지 않고 있다. 현대과학이 발전하고 새로운 문화가 잇따라 열리고 있으나 인간의 건강에 있어서는 한계가 있는가 싶다.

각종 첨단의 수술요법이 동원되고 고도로 강한 세균에 저항하는 항생제가 나오고 있으나 건강은 여전히 위협당하고 있다. 그래서 과학자들 스스로 한계에 다달았음을 고백하고 있는 현 시점에 우리가 깨닫고 느끼는 것은 자연건강법(自然健康法)이라고 할 수가 있다.

생물이 지구상에 나타난 것은 무려 7000만년 전이라고 추정하고 있다. 그리고 사람인 우리 인간이 형체를 갖추고 생활을 시작한 것도 약 400만년 전이라고 알려져왔다. 이렇게 살아오는 동안 끊임없이 발전하고 진화하여 오늘에 이른 것이다. 이 지구상에는 단세포로 구성된 종류만 해도 175만종에 달하고 있다. 그 중 식물이 50만여종 있고, 다음은 곤충류가 100만종이며 나머지 25종류는 척추동물로 알려져 있다. 이들 생물들은 각기 이 지구상의 자연 환경 속에서 살고 있다. 때로는 이 동물들이 적자생존(適者生存)의 원리에 의하여 번식하기도 하고 또는 멸하기도 하는 순환이 되풀이 되고 있는 것이다. 그러나 크게 생각한다면 적자생존의 원리도 조물주의 섭리(攝理)라고 할 수가 있을 것이다. 그러나 이러한 미세한 인간이 과학이라는 미명으로 자연과 대적하고 있으니 이는 우둔에 불가하다고 할 수 있을 것이다.

인간은 가장 가까운 자연의 섭리에 순응해야 함에도 불구하고 역행(逆行)하고 있다는 사실이 한마디로 건강을 해(害)하고 있는 원인이라 할 수 있다. 이러한 사실이 질병을 치료할 수 있는 근본인 것이다. 사람과 다른 동물은 지금의 자연 섭리 그대로 따라 살고 있으므로 질병이 없고 설사 질병이 들었다 하더라도 곧 치유되기 마련이다.

생물계에 있어서도 가끔 질병의 발생을 볼 수 있기는 하나 그것은 다소라도 생물에 인공이 가해졌기 때문인 것이다. 그러므로 사람이 질병에 걸리는 것은 여러 가지 원인이 있겠으나 위에서도 언급 하였듯이 자연에 역행하기 때문이다. 즉, 다시 말하자면 심한 공해와 우리가 영양으로 공급해야 할 먹는 음식의 변질이 질병의 근원이라고 볼 수가 있다. 그러므로 인간이 천수(天壽)를 누리고 싶다라고 하면 당연히 자연식을 해야 옳을 것이다. 오늘 날 우리가 취하고 있는 음식들은 하나같이 익혀 먹고, 강한 조미료(調味料)를 넣는 등 자연과 역행하는 일을 하고 있으니 질병에서 헤어나지 못한다고 할 수가 있다.

삶아먹는 음식은 비타민이 파괴되고 치아나 위장을 약하게 만든다. 특히 영양을 고루 섭취 못하는데 질병이 생기는 원인이 된다. 만약 사람이 자연식을 할 수가 있다면 지금보다 훨씬 건강하고 질병에 걸릴 확률이 적다고 할 수가 있다. 그러므로 가능한 우리는 자연식을 먹고 즐길 때 건강하고 오래 살 수가 있다고 할 수 있을 것이다. 또 질병이 났을 때도 자연 그대로의 식물이나 과일들로도 얼마든지 치유할 수가 있는 것이다. 문제는 우리가 건강하지 못한 이유가 바로 여기에 있는 것이다. 그러므로 먹고 입고 움직이고 하는 모든 것을 자연으로 돌아간다면 질병이 생길리 만무하다. 따라서 자연 요법만이 건강을 지킬 수 있다고 확신할 수 있다.

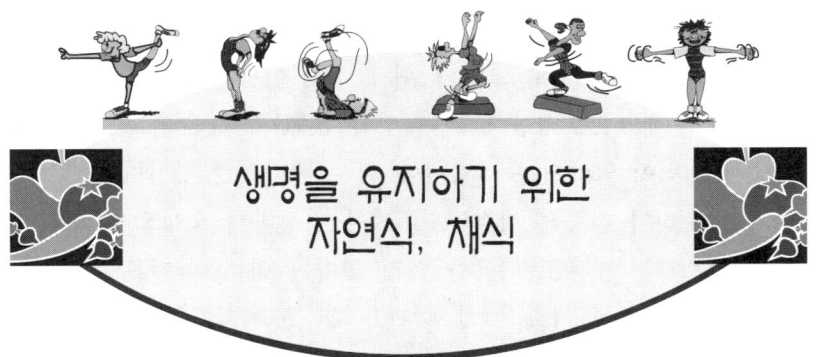

## 생명을 유지하기 위한
## 자연식, 채식

인간은 누구나 장수하기를 바란다. 이것은 또한 건강하게 오랫동안 행복하게 살기를 바라고 원하는 것이다. 그렇다면 건강하게 오래산다는 것은 어떻게 사는 것인가? 옛 문헌인 연수서(延壽書)라는 책을 보면 원래 사람의 수명은 4만 3천 2백일까지 살 수 있는 것으로 되어 있다. 이것을 나이로 환산해 보면 120세가 된다. 평균 120세까지 살 수 있다는 것이 되는 것이다.

몇해전 중국에서는 고분 발굴을 하다가 이 고분 속에서 나온 한 고서적이 있었는데 이 책은 한의서(韓醫書)였다. 여기서 황제가 의원(醫員)에게 물어보는 말이 있는데 그 내용을 보면 이러하다. "옛 사람들은 나이가 1백세가 넘어도 동작이 쇠퇴하지를 아니하였는데 오늘의 사람들은 50이 넘으면 벌써 동작이 쇠퇴해지고 체력이 또한 약해지는데 왜 그런 것이오?"라고 황제는 의원에 물었다.

그러자 의원이 대답하기를 "옛 사람들은 식이요법을 잘 알아서 음양조화를 꾀하고, 음식을 조절하며 기거(起居)가 규칙적이며 함부로 과욕하지 않습니다. 그러나 현대 사람들은 과음하고 욕심을 내며 취한 후에 바로 성을 즐기니 정기(精氣)가 고갈되고 정신이 쇠퇴해져 체력이 약해지는 것입니다"라고 대답하는 것이다.

여기서 우리가 신중히 생각해 볼 것은 건강하게 오래오래 살 수 있는 요건으로는 첫째로 과욕을 하지 말아야 하며, 둘째로 음식이나 음주를 절제해야 하고, 셋째로 과음 한 후에는 가능한 성교(性交)을 하지 않는 것이 좋고, 일상생활을 규칙적으로 해야만 한다는 등의 의미가 담겨져 있다. 여기에 덧붙혀 말한다면 채식이나 과일을 적절하게 먹으면 좋고, 평소에 체질에 맞는 보약을 먹어두는 것이 효과적이라고 하는 뜻이다. 결국 '자연식을 취하라'라고 하는 의미와 같다. 우리가 건강하게 오래 살자면 자연식을 하면 훨씬 건강할 수 있다는 것이 될 것이다. 우리 땅에 나고 우리 땅에서 생산되는 생식을 취한다면 120세 까지 무난하게 살 수가 있다. 평소 자연식을 습관화해 영양이 듬뿍 들어 있는 자연식을 많이 섭취해 놓으면 몸의 저항력을 길러주어서 건강할 수가 있으며, 질병 예방도 문제없다는 것이다. 인간은 120세가 평균이라는 생각을 갖고 밝고 욕심없는 삶을 사는 것이 현명하다.

일본의 인간학회(人間學會)「다나까 사부로」박사는 '동양인의 장수를 위해 어떻게 하면 더 오래 살 수 있는가?'라는 강연에서 결론부터 말하자면 '자연식'을 하면 옛 문헌대로 오래 살 수 있고 건강할 수 있다고 했다. 한마디로 '생명을 유지하기 위해서는 생명있는 식품을 먹는 것'이 가장 현명하다고 말하였다. 생명있는 식품이란 다시말하면 죽은 식품이 아닌 살아 있는 식품을 의미한다. 육식이라 하더라도 삶은 고기는 살아있는 것이 아니므로 영양가가 살아 있는 것보다 떨어진다는 것이다. 그러므로 채식과 같은 과일은 바로 살아 있는 식품이므로 그 효과가 크다고 할 수 있다.

　예를 들면 '오렌지 주스' '토마토 주스' 같은 식품을 많이 취한다면 건강도 건강이지만 병에 걸렸다 하더라도 치유가 빠르다고 하는 것은 이미 오랜 세월을 통한 경험적인 체험으로 이미 널리 알려져 있는 사실이다. 특히 우리가 현대병으로 가장 두렵고 무섭게 생각하는 '암'의 경우 생명식품이 절대적이라고 하는 사실이 과학자들에 의해 이미 입증된 바가 있다. 즉 암 바이러스는 고기나 설탕 같은 곳에서는 잘 증식되지만, 채소나 과일 같은 생명식에 있어서는 사멸한다고 하니 민간요법이 절대적인 것이다.

　과학이란 경험을 토대로 이루어지는 학문이다. 그런데 민간요법처럼 수만년 인간이 살아오면서 시달린 질병에 이용된 생명식품들을 비과학이라고 한다면 할 말이 없을 것이다. 그러므로 생명 자연과학은 인간의 건강은 물론 질병에 있어서도 근본적인 치료라 할 수가 있는 것이다. 자연과 인간 그리고 인간과 자연. 인간의 힘이 아무리 강하고 자연을 정복한다고는 하지만 결국 끝에는 자연 앞에 무릎을 꿇는 도리 밖에 없을 것이다. 이는 창조주의 위대한 역사이기 때문이다. 인간은 결국 200년도 살지 못하고 흙으로 돌아가는 존재에 불과하지 않는가?

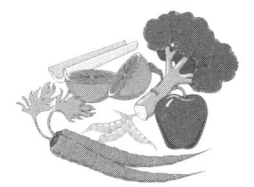

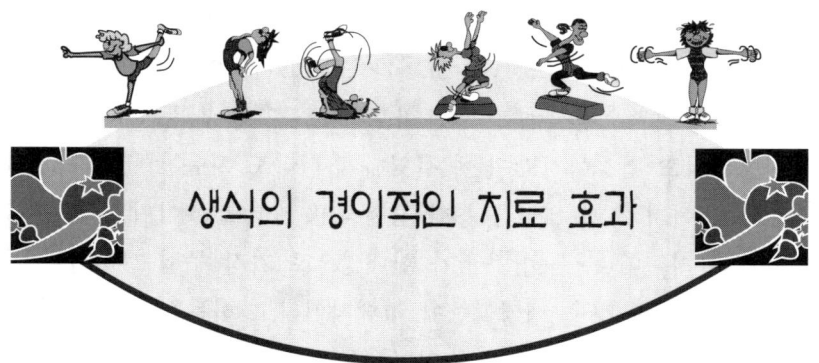

# 생식의 경이적인 치료 효과

생식이라고 하는 말은 곧 조리식(調理食)에 대칭되는 말이다. 우리가 식사 때 식물성이나 아니면 동물성을 불문하고 거의 조리(調理)하지 않는 요리는 별로 없다. 그러나 조리를 하지 않고 내놓는 채소나 과일 등이 있는데 이것을 생식이라고 할 수 있다. 이는 화식보다 몇배 영양가가 풍부하고 생명력이 강하다고 하는 것은 잘 알려져 있는 일이다.

일반적으로 생식에는 생야채, 과일, 생선회, 육회, 우유, 달걀 등이 있지만 병을 치료하기 위한 목적에 있어서는 생선, 우유, 달걀, 생우유 같은 것은 포함시키지 않고 자연요법에 있어서는 나물이나 채소, 과일과 같은 것만으로 이용이 된다.

우리 민족은 오랜 옛날부터 생식을 즐겨먹는 민족으로 부식의 대부분을 생식으로 취해 왔다. 예를 들면 김치, 깍두기, 장아찌, 겉절이 등이 있으며 여름철에는 상치, 쑥갓 등을 그대로 쌈으로 먹는 경우가 많다. 또 과일들은 수박, 참외, 복숭아, 포도, 사과 할 것 없이 그대로 깨끗이 씻어 먹었다. 이것이 바로 생식인 것이다. 우리네 속담에 '원두막 집 아이는 여름 한 철에 참외만 먹고 살아도 살이 뽀얗게 쪘다'라고 하는 말이 있다. 이것이 의미하는 것은 생식은 곧 영양을 의미하고 건강을 지킨다라는 의미가 된다.

우리는 '生食한다'라는 말을 종종 들었을 것이다. 산중에 들어가 사는 수도하는 선인(仙人)이거나 아니면 높은 고승들이 선(禪)에 몰입 할 때 식사는 하지 않고 '솔잎'이나 '과일'만으로 연명하면서 산다는 이야기는 누구나 들어본 일이 있을 것이다.

실제로 지금도 경북 경주의 한 산골마을에서는 어느 종교단체가 오래전부터 이주해 와서 산위에 살고 있는데 이들은 생식만을 한다고 해서 TV나 잡지 같은 곳에 여러번 취재된 일이 있다. 고구마나 감자는 절대 익히지 않고 그대로 날 것으로 먹고 있는 것이다. 이것만 봐도 인간은 각종 음식을 조리하지 않고도 생식으로 얼마든지 건강하게 살 수 있다고 하는 사실을 알 수가 있다.

현재 세계 각국에서는 생채식(生菜食)과 과실식(果實食)으로 건강을 유지하기 위한 자연요법에 대한 연구가 활발히 진행되고 있다. 그뿐만 아니라 치료요법으로도 경이적 효과를 얻고 있다는 것은 숨길 수 없는 사실이다.

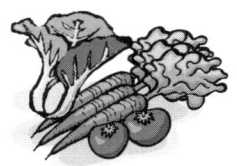

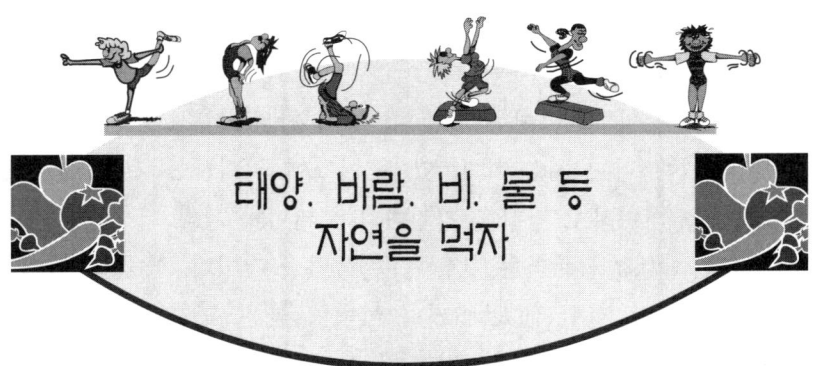

# 태양. 바람. 비. 물 등
# 자연을 먹자

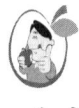
1. 태양광선의 에너지가 효과가 있다.

우리는 우주 속에 살고 있으면서 자연의 혜택을 느끼지 못하고 사는 일이 많다. 태양·바람·비·물 등이 그것이다. 그 중에서도 우리에게 가장 큰 혜택을 주고 있는 것은 '태양'이라 할 수 있다. 태양광선의 '에너지'는 바로 생명의 근원이기 때문이다. 생식요법의 세계 권위자인 '빌헤르베느' 박사는 식품에 포함된 광선(光線)의 함유량에 따라 식품의 등급수를 매긴다고 한다. 이것은 동양의 철학적 역학 학문에도 있는 일인데 사방 동서남북 중에 가장 좋은 기(氣)로 동쪽의 기(에너지)를 제1로 꼽는 것과 같다. 여하튼 자연식품 중에서 으뜸으로 꼽는 제1등급은 채소와 과일이라 할 수 있다. 우리는 이 생식요법을 하므로서 태양광선의 에너지를 충분히 이용할 수가 있는 것이다.

## 2. 땅(大地) 영양분을 직접 흡수할 수가 있다.

우리의 생체(生體)는 대지에 있는 무기염류를 독자적으로 섭취한다고 하는 것은 거의 불가능한 일이다. 설사 어느 정도 가능하다 하더라도 부작용이 많아 위험 요소가 있을 것이다. 그러나 식물은 대지로부터 영양분(營養分)을 섭취하고 있는 것이다. 그러므로 여기서 중요시 해야만 할 일은 우리가 식물을 생으로 섭취를 하면 우리도 무기염류를 충분하게 공급 받을 수가 있다는 사실이다.

땅에서 듬뿍 빨아들인 무기염류를 우리가 그대로 받아들인다는 것은 바로 건강과 직결 시키는 것이다. 과일도 나무에 매달려 듬뿍 받아올린 대지의 영양과 더불어 햇빛의 에너지를 받은 과실이다. 이것은 대자연에서 얻어진 결정체(結晶體) 그것이 아니고 무엇이겠는가? 땅과 하늘에서 그대로 받아들인 과실이 어찌 사람의 몸에 이로운 것이 아니겠는가. 그것은 인간도 자연의 일부이기 때문이다.

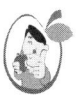

## 3. 비타민을 충분히 받아들일 수가 있다.

비타민의 함류량이 가장 풍부한 것은 신선한 야채(野菜)와 과일(果實)이라 할 수 있다. 이는 직접 대지나 태양에서 받아 들이기 때문이다. 하지만 이것을 조리하면 비타민은 파괴되고 마는 것이다. 우리가 아는 상식으로도 비타민 D와 E는 열에 강하므로 전부 파괴된다고 볼 수는 없지만 적어도 생식보다는 못하다는 것은 사실이다. 비타민 A와 B는 상당량이 파괴되며, C는 거의 전부 파괴되고 만다.

비타민 C의 파괴는 다른 비타민과는 비교가 안될 정도로 심각한 문제가 야기된다. 우리들의 생체는 비타민 C만 충분하게 공급이 된다라고 하면 다른 비타민은 감히 논하지 않아도 괜찮을 정도다. 그러고보면 우리 몸의 영양소 중에는 비타민 C가 차지하는 무게는 상당히 무거운 비중이라고 할 수가 있다. 어쨌든 이 생식에는 비타민류가 충분히 공급이 된다.

### 4. 식염의 함류량이 가장 적다.

인체에는 염류가 전혀 없어서는 않되지만 또한 과다하게 섭취되면 무서운 질병을 가지고 온다는 사실은 알고 있을 것이다. 생식에는 바로 무기염류가 풍부하게 들어 있으나, 식염의 함류량은 극히 미소하다고 한다. 1일 섭취량이 불과 0.2g ~ 2g 정도라고 할 수가 있다. 이것은 질병에서 오는 구갈(口渴)이나 음료에 대한 욕구를 완화시켜주는 결과가 된다.

또한 식염 함류량이 적은 것은 체액의 삼투압에 영향을 미치게 하여 모든 수종병(水腫病)을 고치게 하는 역할을 해준다. 그뿐만 아니라 피부점막에 있어서는 영양 혹은 소염작용으로 활동하게 된다.

### 5. 알카리성 식품의 섭취가 된다.

생식의 주재료인 야채는 알카리성 식품이므로 산성화하는 체질을 바꿔준다.

### 6. 단백질 함류량이 적다.

야채와 과일에는 단백질의 함류량이 극히 적으므로 단백질을 제한해야 하는 질병의 생식효과에 적격이다.

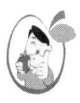

### 7. 단백질의 수요량이 적다.

생식을 할 경우 생화학적 입장에서 보아도 단백질의 수요량은 소량으로 된다. 대체로 그 절대량은 1일 30～40g이 적합하다고 할 수가 있을 것이다.

### 8. 수분 공급량이 적어도 된다.

야채나 과일에는 60～80%의 수분을 함유하고 있다. 그래서 생식의 경우에는 수분의 함량이 많아지고 식염의 경우는 적어지므로 질병에서 오는 갈증을 고치는 힘이 커진다라고 할 수가 있다. 따라서 액체의 섭취를 극도로 제한해야만 할 질병의 경우에는 치료 효과가 더욱 크다고 할 수가 있다.

### 9. 촉매작용이 강한 효소가 섭취된다.

식물의 날 것에는 소화를 돕는 효소가 함유되어 있다. 그러나 이 효소는 염산에 대해서는 강하나 열에 대해서만은 극히 불안정하여 조리를 하면 파괴되고 만다. 생식의 필요성은 이 효소와의 관계에 있어서도 중요시된다.

### 10. 생야채나 과일이 갖고 있는 결함을 보충 할 수가 있다.

생식을 할 때는 건강한 사람의 경우에는 3종 이상, 질병의 치료에는 5종 이상을 혼식 해야만 각 야채나 과일이 갖는 결점을 서로 보완 할 수가 있다.

11. 포만가(飽滿價)가 높다.

생야채나 과일은 섬유질이 많고 용적이 크므로 적은 칼로리량의 섭취로도 만복감을 느끼게 된다. 그러므로 비만증환자의 다이어트 용으로 식사 대신에 과일이나 야채로 습관을 드리는 것이 좋다.

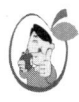 12. 장의 유동활동을 활발하게 한다.

식물성 섬유가 대량으로 함유되어 있으므로 장을 자극시켜 운동을 촉진시켜 준다. 따라서 상습 변비자는 이 생식으로도 충분하게 치료 할 수가 있다.

 13. 세포(細胞)가 일신된다.

세포가 일신됨으로 전체적으로 젊어진다.

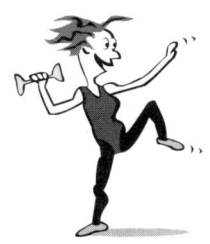 14. 탄력있게 몸을 부활시키고 강화시켜서 증가체감을(增加遞減)을 조절 할 수 있다.

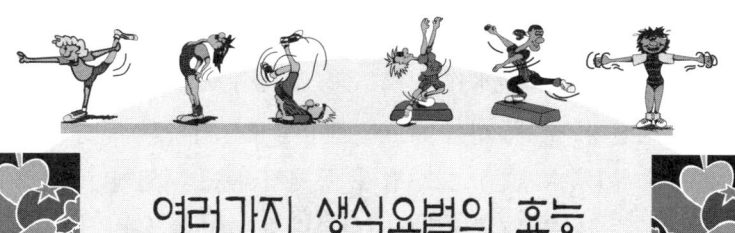

# 여러가지 생식요법의 효능

1. 온몸 전신에 이용할 경우
   - 젊어진다.
   - 체질이 개조된다.
   - 체약이 정화(精華)된다.
   - 세포의 신생이 된다.
   - 탄력있는 몸의 재생과 조절이 이루어진다.
   - 모관작용을 촉진시킨다.

2. 소염작용(消炎作用)에 응용할 경우
   화농균으로 인한 염증(炎症), 피부의 염증, 결핵성질
   환(結核性疾患), 류마치스, 통풍(痛風) 및 신경통, 설사,
   숙변 배제, 만성변비증, 만성위염, 위궤양(胃潰瘍), 호흡
   기 질환(呼吸器疾患), 열성병, 천식(喘息)

3. 탈수작용(脫水作用)에 응용할 경우

신장 질환, 심장 부종, 간장성 및 기타의 부종, 복수저류(腹水諸類), 고혈압과 동맥경화증, 뇌일혈, 중풍 가한증, 요붕증(尿崩症), 지방과다증(脂肪過多症)

 4. 기타의 경우

당뇨병, 신경 질환, 안(眼) 질환, 치아 질환, 간질, 난산(難産), 자간(子癎: 기운을 잃고 경련을 일으키는 임신중독증) 예방

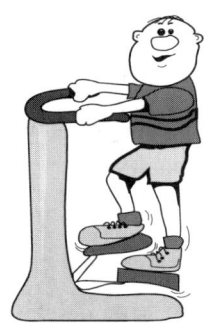

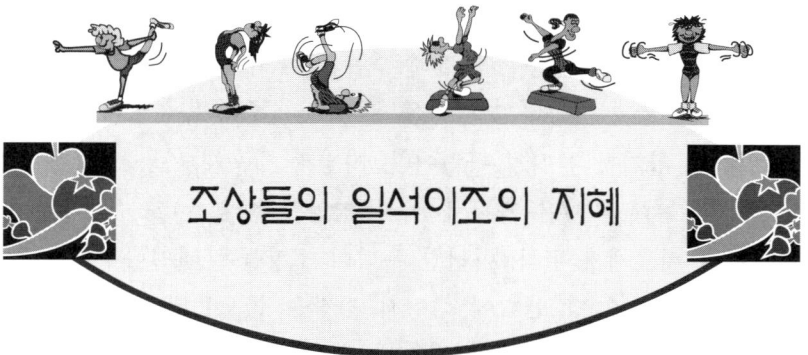

# 조상들의 일석이조의 지혜

우리네 옛 집들을 보면 대개 남향에다 동대문이 일반적이다. 특히 담 안밖에 과일나무를 심어 집안의 운치(韻致)을 좋게 하였다. 과연 운치만으로 이 과일나무들을 심었을까? 또 채전(菜田)이라고하여 뒤뜰이나 앞뜰, 혹은 집에서 가까운 거리에 각종 채소밭을 가꾸면서 조석으로 채전에 나가서 식탁 위에 올릴 생채를 뜯어 왔다. 과일나무만 해도 그렇다. 운치말고도 간식용이나 아니면 질병 치료의 약용으로 이용하기 위해 가장 가까운 곳에 과일나무를 심은 것이다.

여기서 우리네 조상들의 슬기로움을 다시 한번 감탄하게 한다. 여름철에 가장 많이 먹는 수박이나 참외는 집에서 다소 거리는 있지만 아예 원두막을 지어 그곳에서 먹고 자고 했다. 그러니 과일을 파는 것도 파는 것이지만 하루종일 얼마나 자주 많이 먹었겠는가? 여기에는 조상들의 예민하고 지혜로움이 곁들어져 있다.

 여름철 뜨거운 태양볕 아래에서는 쉽게 피로하고 당분 부족이 있기 마련이다. 또 갈증을 해결해 주는 것이 수박이나 참외 과일이다. 몸에 수분을 공급하고 당분을 주입시켜 주니 나른함이 없어지고 원기와 활기가 생기기 마련이다. 지방과 기후에 따라 알맞은 과일을 키우는데 이것은 경우에 따라 영양식(營養食)도 되고 질병 예방이나 치료제가 된다. 이러한 우리네 조상들은 과일나무를 바로 뜰안이나 아니면 담 안밖에 심어서 건강을 돌보는데 게을리 하지 않았다. 그런 뜻에서 가까운 거리에 채마밭을 일구어 놓고 손님이 와도 채전에 나가 뜯어와 밥상머리에 올렸다. 물론 익혀서 내놓는 요리도 많았으나 대부분 생식으로 내어 놓았으니 이것은 질병 예방을 위한 식탁이요, 병 치료 목적을 위한 식탁이 아니고 또 무엇이겠겠는가?

 이리하여 아름다운 풍경에서 심리적 안정을 누렸고, 허기진 배에 영양보충을 했다. 가까운 곳에 심은 것은 이런 것들을 손쉬운 곳에서 구하기 위해서였다. 이리하여 과일이 우리 주변에서 건강을 지키는 파수병 역활을 했다라고 하는 것은 질병치료에 있어서 깊은 연구가 필요하지 않을까 싶다.

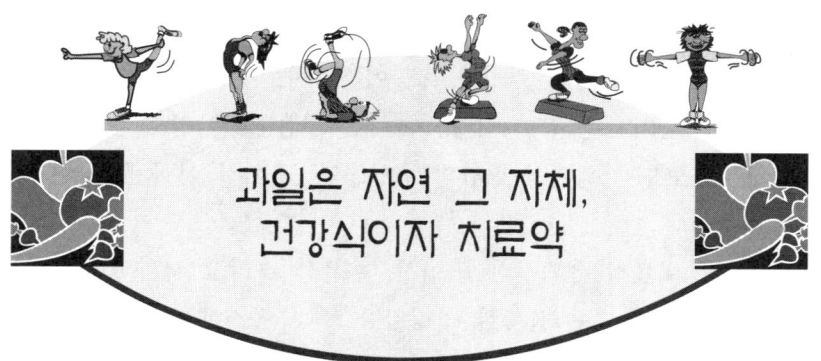

## 과일은 자연 그 자체, 건강식이자 치료약

우리 말에 '과일을 많이 먹어두면 건강을 누릴 수 있다' 라는 말이 있다. 이것은 자연식 중에서도 과일이 건강에 차지하는 무게가 얼마나 큰 가를 암시하는 것이다. 부모들은 흔히 어린 자식의 건강을 위해 약국에 가서 각종 좋다는 영양제를 사다가 먹이게 된다. 병없이 건강하게 자라기를 바라는 모성애일 것이다. 하지만 이럴 때 필자는 과일 하나를 더 먹이는 것이 건강에 도움이 된다고 말해 주고 싶다. 사실이 그렇다.

과일은 싱싱한 맛과 우리 몸에 필요한 각종 비타민이 풍부하게 들어 있다. 그 가운데서도 앞에서 누누히 말했다시피 우리 몸에 가장 필요하고 없어서는 안될 비타민 C가 듬뿍 들어 있다. 어떤 아이가 밥은 먹지 않고 과일만 좋아해서 그대로 내버려 두었더니 밥 먹을 때보다 더 건강하고 병도 없고, 아무탈 없이 잘 자란다는 말을 들어본 적이 여러번 있다. 이것은 과일의 영양이 밥의 칼로리보다 훨씬 높기 때문이다. 다시 말하면 과일의 영양학적 가치는 식욕증진은 물론 피로회복에 탁월한 효능이 있다는 것은 우리가 다 아는 사실이다. 향기로운 감미 (甘味)가 나는 것은 물론 당도 높은 당분과 산뜻하고도 시원한 청량감의 주인공인 '유기산'이 듬뿍 들어 있기 때문이다.

과일의 대표적 유기산은 구연산, 주석산 그리고 사과산이다. 이들은 하나같이 모두 산뜻한 청량감을 주는 동시에 위액의 분비를 촉진시켜 주며 피로 물질을 제거함에 있어서 탁월한 역할을 하고 있다. 그래서 여름철의 나른하고 식욕을 잃은 계절에는 이 과일이 피로감을 깨끗하게 씻어주고 구미력도 되살려 주어 활력을 되찾게 도와준다. 특히 여름철의 과일은 더위와 불쾌감으로 의욕을 잃어버린 사람들에게는 효과 만점의 치료제이다.

과일은 이처럼 입맛이 없고 짜증이 생겨나는 계절의 무기력과 허탈감을 제거함에 있어서는 최고의 역할을 한다고 할 수가 있다. 만약 과일이 없었다면 얼마나 무기력하고 답답한 입맛이 아닐까하는 생각도 해 보게 된다. 그래서 과일은 청량감을 준다고 하는 것이다. 여름철 병후군의 원인중 가장 중요하다고 할 수가 있는 것은 산혈증 (酸血症)과 수분 전해질대사 (電解質代謝)의 불균형에 있다. 여름철에는 특히 우리의 체액이 자칫 산성 (酸性)쪽으로 기울기 마련이다. 그것은 여름의 기온이 높게 올라감으로서 활동의 제약을 받게 된다. 이렇게 되면 입맛마저 없어져 영양상태가 갑자기 떨어지기 때문이다. 이때 과일을 섭취하면 몸의 균형을 바로 잡을 수 있다.

우리가 자주 먹는 과일인 수박, 참외, 포도, 복숭아, 토마토 등은 모두 알카리성 식품이기 때문에 몸을 한결 산뜻하게 하고 활력을 넘치게 한다. 이것 말고도 이 과일들은 대부분 많은 양의 수분을 함유하고 있어서 갖가지 무기질 그리고 비타민, 당분을 고루고루 갖추고 있다. 그러므로 체질의 균형을 유지시켜줌에 있어서는 안성맞춤이라 할 수 있다.

이밖에도 여름철에 먹는 과일 속에 포함된 많은 수분은 자연식 예찬론자들이 가장 높이 평가하는 성분으로 꼽고 있다. 그래서 수박을 비롯해서 참외, 포도, 복숭아, 토마토 등은 생령과 정기가 포함되어 있는 생명수(生命水)가 들어 있다라고 극찬하고 있다. 다만 농약 성분이 함유되어 있을 수 있기 때문에 그대로 많이 먹으면 피해를 당할 수가 있으니 깨끗하게 씻어내고 먹어야만 할 것이다. 싱싱하고도 먹음직한 과일, 이것은 건강을 지켜주는 '바로미터'라고 할 수 있다.

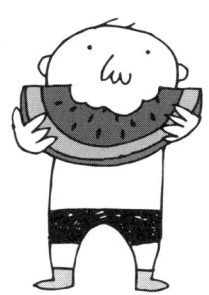

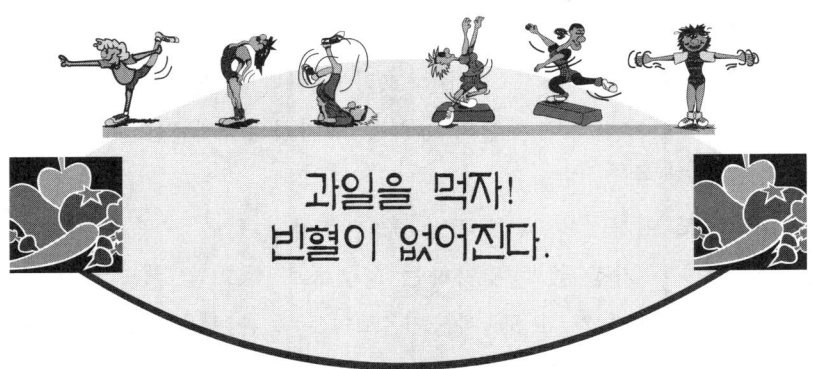

세계적으로 이름난 장수촌(長壽村)이 많이 있지만 특히 이 웃나라 일본의 「오카하라」, 에콰도르의 「빌카밤바」, 북구의 「코카스」 마을 등은 이미 널리 알려져 있는 장수촌들이다. 이 마을들을 분석해보면 환경조건이 전혀 다르다고 하는 것은 다 알려진 것이다. 그런데 이곳 주민들의 혈액을 체취를 해서 분석을 해보니 이상하게도 빈혈의 모습이 하나도 보이질 않는다는 것이다. 참으로 놀라운 사실이다.

피는 흐르는 강물과 같아서 깨끗하고 맑으면 거침없이 흘러 가지만 찌꺼기가 끼면 탁해지고 묽어져 이른바 빈혈이 된다. 이 빈혈의 원인은 불합리한 식생활, 운동부족 등에서 온다고 믿고 있다. 즉 자연식이 아닌 식사를 즐기기 때문인 것이다. 다시 말하면 과일같은 신선한 자연식을 많이 먹지 않았기 때문이다. 이것은 농촌에서 현재 살고 있는 사람보다 도시 사람들에게 빈혈이 많다고 하는 사실을 보면 알 수 있을 것이다.

 도시인들의 식사에는 주로 지방질과 산성질이 많이 들어 있는 음식들을 섭취하고 있다. 그러나 농촌은 이와는 반대 현상이므로 자연식에 가까운 것이다. 다시 말하면 자연식과 거리가 멀면 빈혈이 많다라는 결론을 내릴 수 밖에 없다. 이것은 도시인들의 불합리한 식생활은 물론 대기오염, 식품첨가물, 합성세제의 과다사용과 남용 등의 원인이 복합되어 있다고 할 수가 있겠으나 그보다 더 소중한 것은 자연식(自然食)에서 멀리 있다고 하는데 근본원인이 있는 것이다. 쉬운 예 한가지를 들어보면, 해열제나 항생제를 잘못쓰거나 과도하게 투약하면 재생불량성빈혈(再生不良性貧血)이 되어 생명을 빼앗기는 위험한 지경에 도달하게 된다. 이런것 말고도 동물성 고기는 지방질이 많아 에너지 활력에 도움이 된다거나 혹은 스테미너에 좋다라고 해서 많이 먹었더니 엉뚱하게도 빈혈을 가져오는 수가 있었다.

 빈혈이란 이른바 체내의 각 세포(細胞)에 산소(酸素)를 공급해주는 '헤모글로빈'이 부족하면 생기는 병이다. 즉 다시말하면 혈핵 속에 묽고 탁한 피가 있다면 산소가 부족하게 된다. 이같은 원인이 빈혈을 만든다고 할 수 있다. 빈혈은 얼굴이 창백해지면서 피로가 쉽게 생긴다. 그러다 현기증의 증세도 자주 생기게 되고 악화가 심화되면서 위장·간장·콩팥·심장 등의 중요기관까지 치명적 타격을 입게 된다. 빈혈 환자에 있어서는 채식을 많이 먹어도 좋지만 과일을 많이 먹으면 더욱 좋다. 특히 딸기·포도 등에는 빈혈을 예방하거나 퇴치하는 영양소가 많이 들어 있다. 야채에 있어서는 녹황색 야채가 있지만 과일에는 빨갛고 자주빛 포도같은 색깔의 과일들이 빈혈치료에 효과가 있다. 그것은 철분과 비타민 $B_1$, $B_2$, 비타민 C 등이 복합적으로 많이 함류되어 있기 때문이다. 이것 말고도 자연에서 얻어진 수액자양분과 햇볕을 받은 자외선 같은 것들이 어우러져 과학으로는 풀 수 없는 신비의 요소들이 빈혈을 억제하게 되는 것이다. 그래서 의학자들은 충분한 일광욕 하나만으로도 빈혈에 도움이 된다고 말하고 있다.

모든 인간의 병은 자연을 멀리 한데에서 생겨나는 것이라 할 수 있다. 맑고 신선한 공기와 땅 속에서 빨아올린 자양분, 따뜻한 햇살 등이 이처럼 대자연에 큰 결실을 안겨주는데 하물며 인간에게 혜택이 없을 수 있겠는가. 자연에서 태어난 우리는 자연의 소중한 열매인 과일을 많이 먹어야만 한다.

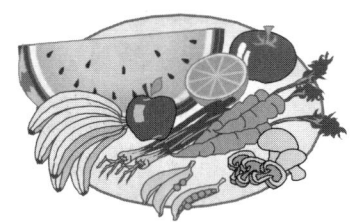

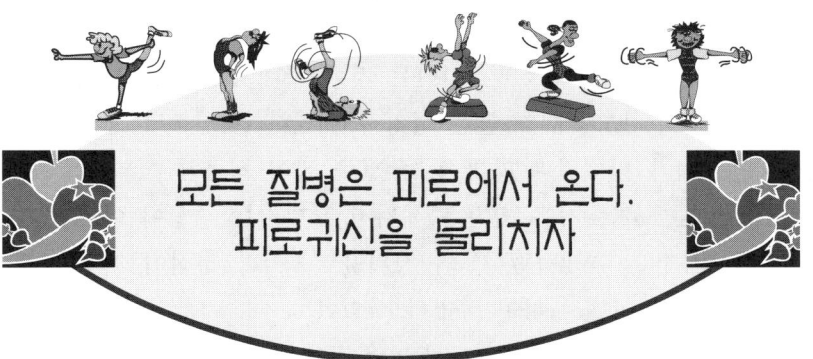

# 모든 질병은 피로에서 온다. 피로귀신을 물리치자

피로곤비 (疲勞困憊) 라고 하는 말이 있는데 몹시 지쳐 나른하고 고단함을 의미하는 말이다. 건강을 해치는 원인이 여기서부터 시작이 된다.

우리 한의서의 동의보감에도 眞人養生銘曰 人欲勞於形百病不能 (진인양생명왈 인욕로어형백병불능) 이라고 하였다. 이는 사람이 피로(疲勞) 을 느끼지 아니하면 질병없이 오래도록 천수를 누릴 수 있다라고 하는 말이다. 피로, 이것이야말로 만병의 근원이라고 할 수가 있다. 우리는 피로를 느끼지 않고 살 수는 없을까. 그러나 아무리 애써도 피로를 떨쳐 버릴 수 없다. 이렇게 피로는 우리와는 떨어질 수 없는 귀신 (鬼神) 과도 같은 존재이다.

피로귀신이라는 것이 틀림없이 몸 어디엔가 붙어 있는 모양이다. 피로에 지친 사람의 혈액을 피로하지 않은 건강한 사람의 혈관에 주입을 시켰더니 갑자기 건강한 사람이 피로가 왔다는 실험결과가 있다. 그렇다면 피로귀신이라고 하는 귀신이 정말 있는 것은 아닐까? 이것은 이른바 피로물질이라는 것이 체내에 축적이 되어 피로를 느끼게 한다고 과학자들은 설명하고 있다. 옛날부터 동약 의학에서는 '피가 탁해졌다' 라고 하는 말을 많이 사용해 왔다. 그렇다면 피로라고 하는 것은 피가 탁해져서 느껴지는 증상이 아닐까 싶다. 국어사전은 '피로(疲勞)'의 정의를 '몸이나 정신이 지쳐 고단함 또는 그런 상태....' 라고 설명하고 있다.

지나친 노동이나 계속되는 불안과 초조, 시간에 쫓기고, 주변의 환경에서 받는 시달림, 무질서한 생활 등 모두가 하나같이 피로를 가져온다. 이처럼 우리 체내의 혈액이 혼탁하고 더렵혀져서 생겨나는 문제들은 복잡한 사회 생활을 하다보면 피로감이 더 증가하게 된다. 옛날처럼 산수를 감상하며 강물 속의 달을 보고 즐길수가 있는 여유라도 있다면 몰라도 늘어나기만 하는 것이 환경공해요, 세상살이의 스트레스에 쩔어 있으니 어찌 피로귀신을 떨쳐 버릴수가 있겠는가? 육신에서 오는 피로는 어느정도 푹 쉬면 피로가 풀릴 수가 있지만 이와는 반대로 정신적 피로는 그리 쉽사리 풀려지지가 않는다. 그러므로 이 정신적 피로는 처음부터 생기지 않도록 노력하는 수밖에 별 도리가 없을 것이다.

아무리 정신적으로 신경을 써야 할 일이 많다고 하더라도 건강을 항상 염두에 두고 차근차근 풀고 또 여유있는 마음을 갖는 것이 현명한 생각이라 할 수 있다.

이러한 피로를 쉽게 풀어줄 수 있는 방법은 과일에 있다. 과일에 들어 있는 사과산이나 주석산, 유기산, 펙틴 같은 성분이 피로를 쉽게 가시게 한다. 그러므로 과일은 피로귀신을 쫓아내는 유일한 창조주의 선물이라 할 수 있다. 과일을 많이 먹고 의욕과 즐거움을 느끼면서 살아가는 것이 건강을 오래지키는 길이다.

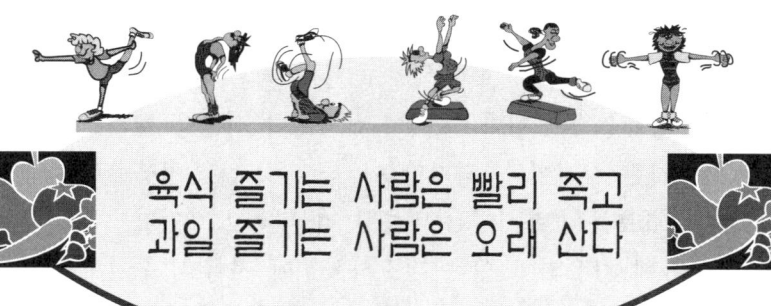

# 육식 즐기는 사람은 빨리 죽고
# 과일 즐기는 사람은 오래 산다

이것은 정설이요 사실이다. 콩쥐 팥쥐 이야기에서 재취로 들어온 어머니는 자기 딸 팥쥐에게는 고기를 먹이고 전실 자식인 콩쥐에게는 채소나 과일 등으로 끼니를 때우게 했다는 것이다. 그러나 팥쥐는 병에 들고 과일이나 채소를 먹고 연명을 한 콩쥐는 건강하였다. 우리 몸에 고기가 좋으냐? 아니면 채소나 과일 같은 것이 좋으냐 하는 이야기가 분분하다. 물론 일시적 건강을 위해서는 고기가 좋을지는 몰라도 장기적인 면에서 보면 역시 과일이나 채소가 좋다고 할 수가 있다.

일본의 어느 학자가 발표한 자료에 따르면 현재 일본인들의 평균수명은 70세라고 한다. 그런데 산 속에서 사는 대부분의 스님들의 수명은 이보다 10∼20세 더 오래 산다고 되어 있다. 어째서 이렇게 자연식을 즐기면 더 오래 살 수가 있는 것일까? 육식을 즐기는 사람은 자연식을 즐겨먹는 사람보다 평균수명이 5년 더 일찍

늙는 것으로 되어 있다. 이것을 보면 이 육식이란 것이 '스테미너 식'이라기 보다는 빨리 효과를 보고 빨리 늙고 죽게하는 것이 아닌가 하는 생각을 들게한다. 육식이 성욕이나 식욕을 빨리 일으킨다고 하는 것은 사실이다. 하지만 이 육식은 뇌를 비롯한 신경계나 아니면 체세포를 흥분시키는 비슷한 기능을 갖고 있다.

즉 육류에 함유되어 있는 질소화합물이 자극을 주어서 식욕과 성욕을 발동케 하는 것이다. 육식을 한뒤 우리가 충만감을 느끼는 것은 이같은 연유 때문이다. 이것을 미루어 볼 때 반짝 원기를 회복함에 있어서 육식이 좋을지 몰라도 '콜레스테롤'을 발생시켜 혈액을 묽고 탁하게 한다. 콜레스테롤을 많이 발생시킨다고 하는 것은 건강의 위험신호라는 사실은 다 알려져 있는 일이다. 이런 점은 약에서도 쉽사리 적용된다. 병이 생겨 주사를 놓거나 약을 먹으면 쉽게 난다. 그러나 민약에서 시작된 한약은 당장 낫지는 않으나 서서히 낫게 한다. 아주 급한 병에는 양약이 필요하지만 서서히 치료되어도 무방하다면 한방 치료가 훨씬 더 좋을 것이다.

이와 같이 자연식은 우리의 몸을 보강해 주면서 근본을 튼튼하게 해주지만 육식과 같은 것은 당장 원기만 회복시켜 건강하게 보이게 할 뿐이다. 그러나 자연식의 일부인 채식이나 과일같은 것을 적절히 섭취하면 건강하게 오래 살 수가 있다.

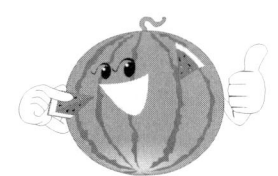

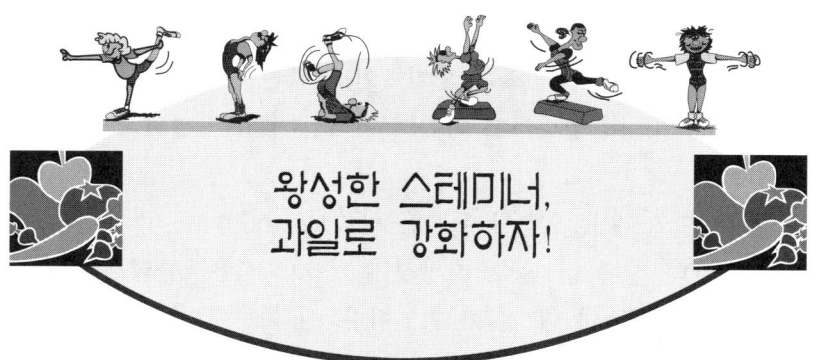

# 왕성한 스테미너, 과일로 강화하자!

사람이라면 누구나 여러 가지 많은 소망이 있기 마련이다. 그러나 이런 소망 중에서도 가장 으뜸이라 할 수 있는 것은 아무래도 '건강한 육체를 오래 간직하고 싶다' 는 소망이 아닐까 싶다. 그것은 단지 건강하고 병을 앓지 않는 것 뿐만 아니라 쉽사리 병에 들지 않고 건강하게 오래 사는 의미일 것이다.

격심한 생존경쟁 속에서 끝까지 살아남기 위해서라도 강한 스테미너가 필요로 할 것이다. 학교나 회사에서 하루 일이 끝날 퇴근 무렵만 되면 '녹초가 된다' 라고 한다면 이 상태로는 현대인으로는 실격이고 낙제생인 것이다. 무엇보다 직장이나 사회가 원하는 사람은 일선에서 가장 활기있게 일하면서도 탄탄한 체력을 가진 사람을 바라게 된다. 그뿐만 아니라 누구에게도 뒤지지 않는 스피드한 두뇌, 하루 저녁 정도 잠 안자고 뜬눈으로 일에 매달려도 끄떡없는 그런 체력을 원한다. 이같은 체력과 스테미너를 유지 시키자면 무엇보다 튼튼하고 건강해야만 한다. 그렇다면 스테미너가 왕성한 체력은 어떻게 만들 수 있을 것인가? 어떤 이는 지방질이 풍부한 고기를 많이 먹어야 한다라고 하는데 이러한 방법은 결코 옳은 일이 아니다.

일시적으로 다소 도움이 될지는 몰라도 먼 장래를 돌아보면 이것은 득보다 실이 더 많다. 지방질이 많은 육식은 '콜레스테롤'이 많다는 것은 누구나 다 잘 아는 일이다. 이 때문에 각종 질병의 원인이 된다. 그러나 자연식을 하고 그 중에서도 과일을 많이 즐기고 먹으면 건강한 몸을 계속 유지할 수가 있다. 질병의 예방 뿐만 아니라 질병을 치료함으로써 스테미너도 지속적으로 유지 할 수가 있기 때문이다.

옛부터 조상들은 집을 지으면 넓은 앞뒤 정원에 채소며 약욕식물도 심고 또 과일 나무도 심었다. 이런 이유는 과일을 자주 먹으므로 질병을 예방해 건강을 지키고 스테미너를 키우기 위한 슬기와 지혜가 있었기 때문이다. 현대인 또한 무서운 질병을 예방하고 건강하기 위해서는 자연식품에서 건강을 유지시켜야 한다. 특히 그 중에서도 싱싱한 과일을 주로 먹어야 할 것이다.

한방의학에서는 상약(上藥) 그리고 중약(中藥), 하약(下藥)이라고 하는 구별이 있다. 간단히 말해 상약은 생명을 기르는 음식이고, 중약은 정력을 키우는 음식이며, 하약은 병을 고치는 약을 의미하게 된다. 그래서 이 세가지 구분이 톱니 바퀴 돌아가듯이 함께 어울려 돌아가지 않는다면 건강하지 못하게 되어 있다. 일반적인 치료 약은 하약(下藥)에 해당이 되고, 음식으로 생명을 지키는 것을 상약(上藥)이라 하는 것을 보면 매일 하루 하루를 우리가 먹는 식사 섭취법에서 건강을 찾아야 한다. 그뿐만 아니라 스테미너 강화에도 가장 밀접한 관계 있다. 하루 세끼의 식사를 소홀히 하고 비타민제나 강장제를 먹었다고 해서 스테미너가 길러지는 것은 아니다. 인위적으로 단기간에 스테미너를 기르려하면 부작용이 있기 마련이다. 대신에 자연의 음식에는 저마다 훌륭한 성분이 있고 생명력이 있으므로 자연식에서 그 해결법을 찾아야 할 것이다.

죽은 것과 살아있는 싱싱한 것과는 큰 차이가 있다. 특히나 과일을 길러서 즐겨 먹으면 앞에서도 말했듯이 질병의 예방과 치료에도 탁월한 효능이 있다. 특히 과일 요법은 스테미너 증강은 물론 치료까지 되는 것이다. 즉 노화를 알지 못하는 정력의 소유자가 되는 것이다. 과일은 각종 치료가 될 수 있는 모든 영양 성분을 고루 갖추고 있기 때문이다.

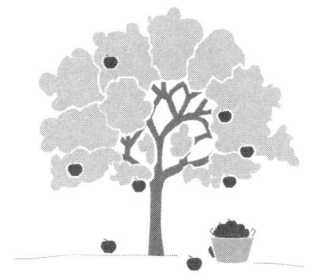

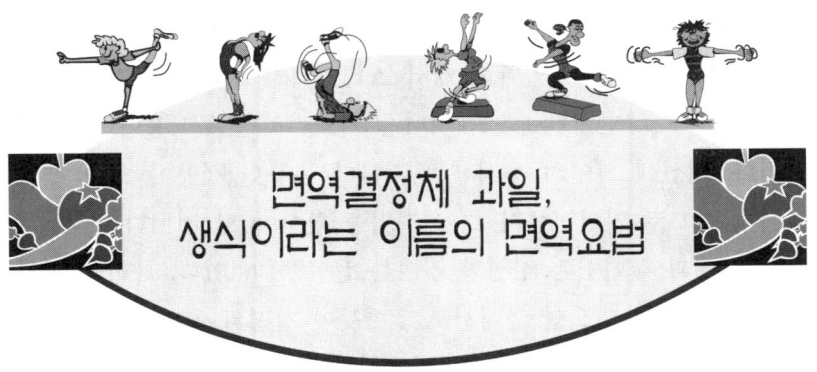

# 면역결정체 과일,
# 생식이라는 이름의 면역요법

우리는 병이 생기면 의사가 있는 병원으로 뛰어가고 약국에 가서 약을 사다 먹게 된다. 환자의 입장에서 생각해 보면 의사가 병을 낳게 해주는 것으로 믿거나 아니면 약의 효력으로 치료가 되는 것으로 알고 있다. 그러나 관념적 차이에서 보면 의사가 병을 고치는 것이 아니며, 약이 병을 낳게 하는 것이 아니라 환자 자신의 몸이 회복되었기 때문에 병이 치료되었다고 볼 수도 있다.

사람의 몸에 질병이 생겼을 때는 대부분 영양상태가 부실해서 외부의 세균이 침범하거나 아니면 내부기관이 약해져 병이 생기게 되는 것이다. 그러므로 병이 치료되었다고 하는 것은 병이 생기기 이전의 상태로 돌아갔다는 결론이 된다. 병이 생겼다고 할 때는 무엇보다 영양이 가장 큰 역할을 하게 된다. 양의학에서 병원에 입원을 하게 되면 무조건 링거액이나 포도당 주사를 놓는다. 환자의 생각으로는 이런 것은 맞지 않아도 된다고 하지만 의사는 억지로 맞게 한다. 여기에는 그럴만한 이유가 있다. 위에서 잠깐 언급했듯이 병이 발생하는 이유의 첫째가 영양상태가 좋지 않아 생긴다고 했다. 그렇다면 우선 영양을 공급시켜서 몸의 균형을 잡는 것이 가장 현명한 처방이 아니겠는가? 이 때문에 병원에서는 입원을 하게 되면 먼저 영양주사부터 맞게 한다.

질병을 치료한다라고 하는 것은 일종의 영양 치료요, 병에 대한 면역 요법이라 할 수가 있다. 사람의 신체는 외부나 내부에서 일어난 고장(疾病)에서 면역에 성공한다면 치료가 되는 것이다. 그러니 면역(免疫)이라고 하는 힘이 얼마나 중요한가를 알 수 있다.

한방의 치료약이나 민간약들은 쉽게 설명을 하자면 일종의 항원을 길러주는 '면역 치료'라고 할 수가 있는 것이다. 이러한 면역 때문에 병이 치료되는 것이다. 만약 면역이 되지 못했을 때는 질병은 확산되고 결국 합병에 걸리고 마는 것이다. 그러므로 생식이라고 하는 과일은 일종의 면역결정체(免疫結晶體)라고도 말할 수 있을 것이다. 이 결정체가 강하면 강할수록 질병은 퇴치된다. 세균을 누르고 영양이 충실해서 방어력이 있다면 두말 할 것 없이 병은 치료된다. 그래서 면역을 기른다라고 하는 것은 영양상태를 좋게 하느냐 못하느냐에 따라 결정이 된다. 그러므로 피로는 바로 면역이 떨어져서 생긴 것이고 이 피로를 되살리려고 한다면 영양을 충분하게 공급해 주어야 한다.

이처럼 인체는 영양(營養)이 중요시되고 생사의 갈림길도 결정지워진다고 할 수가 있는 것이다. 과일은 영양학적으로 비타민과 같은 영양소가 가득 들어 있으니 우리 몸에 이로울 수 밖에 없다. 또한 익혀서 먹는 것이 아니고 과일은 대부분 생으로 그대로 먹게 되니 과일에 들어 있는 각종영양성분이 그대로 몸에 흡수가 되는 것이다. 이런 의미에서 생식으로 먹는 채소나 과일은 영양소가 파괴되지 않고 고스란히 사람의 몸에 전달되는 것이니 얼마나 귀하고 소중한 것이지 알 수 있을 것이다.

특히 과일은 당도가 높고 대부분 비타민과 미네랄 같은 영양소가 듬뿍 들어 있으니 이것처럼 큰 영양제는 없을 것이다. 건강을 유지시키기 위해서 병원에서 포도당 주사나 링거액 주사를 맞는 것과 같이 우리가 질병을 이겨 내려고 하면 과일을 수시로 많이 먹어 두는 것이 현명한 일이 아닌가 싶다.

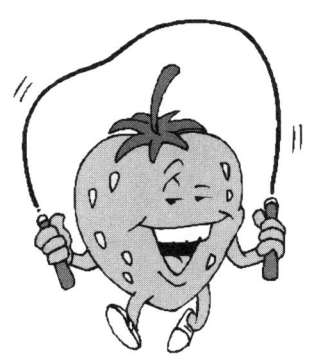

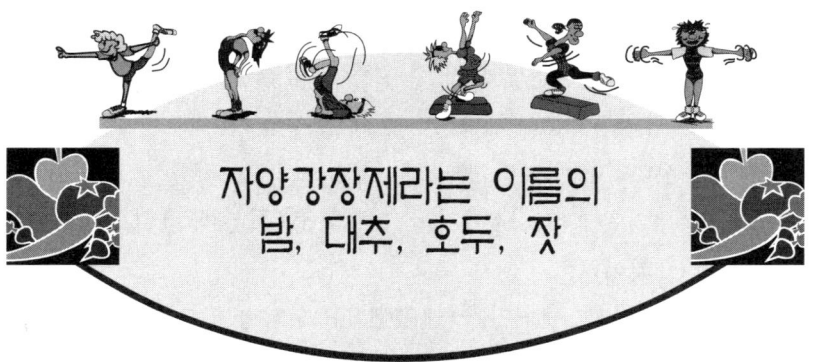

# 자양강장제라는 이름의
## 밤, 대추, 호두, 잣

사람의 몸에 가장 좋다고 알려져 있는 과실에 속하는 과일인 밤, 대추, 호두, 잣과 같은 것들은 모두 자양강장제(滋養强壯劑)로 그 효능의 탁월함은 이미 다 알려진 사실이다.

우리가 제사상(祭祀床)에 빠트리지 않는 밤은 신장(腎臟)에는 묘약으로 중국에서는 건과의 왕으로 떠받들고 있다. 특수한 단백질을 포함하고 있어서 인체내에 흡수가 대단히 빠르다고 할 수가 있다. 그러므로 콩밭이 약한 신허(腎虛)인 사람에게는 더할 수 없는 명약이다. 그뿐만 아니라 과음(過淫)에 의한 체력의 소모가 있을 때도 즉시 회복이 되는 묘약으로 인정받고 있다.

돼지의 신장과 함께 끓여서 먹는 죽은 회춘(回春)에는 최고약으로 호평을 받고 있다. 또한 허리와 다리가 탄탄해 지며 약해진 눈의 시력도 회복이 된다. 여기에 다시마와 목이 버섯을 첨가하면 어느 회춘약보다 그 효능이 뛰어난 것으로 알려져 있다.

호두(胡桃)는 세계가 인정하는 자양강장제이다. 이 때문에 페르시아만에서는 전쟁까지 일으키는 포성이 멈출날이 없었다고 한다. 페르시아 사람들은 사탕수수를 짠 즙에 호두를 넣고 만든 밀크주스를 즐겨 마신다. 호두는 저 유명한 '실크로드'를 거쳐서 중국 대륙에 들어와 뿌리를 내렸다. 이것이 불로회춘(不老回春)의 신선사상과 어우러진 것이다.

기초체력의 향상, 건뇌강장(建腦强壯), 노화방지, 아름다운 피부, 기미제거, 변비, 생리불순, 이명(耳鳴), 불면증의 해소, 중풍예방, 노이로제, 건치 등에 효과가 크다. 그뿐만 아니라 리놀산, 주석산, 비타민 $B_1$, $B_2$, $B_{12}$, E, K와 양질의 고단백질을 그대로 인체에 공급하는 효과를 얻을 수가 있다.

잣은 100g에 670칼로리나 되는 자양강장제이고 보면 한마디로 영양의 결정체가 아닐 수 없다. 이런 과실들을 장기간 복용한다면 항균을 키워나가는 것은 물론 면역 효과도 크게 볼 수 있다..

이렇게 자양분을 많이 함유하고 있는 것은 과일 아니고는 찾아볼 수가 없을 것이다. 그러므로 과일중에서 영양식을 찾고자 한다면 이런 과실을 찾도록 하는 것이 옳을 것이다.

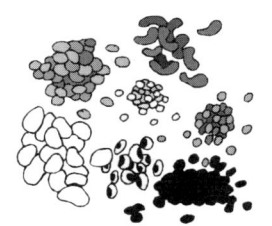

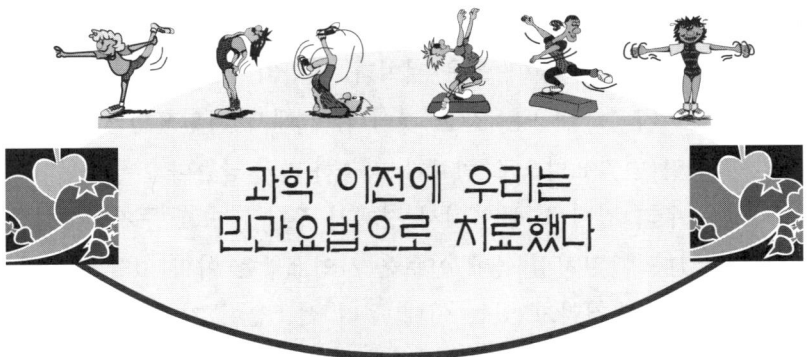

과학 이전에 우리는
민간요법으로 치료했다

현대과학은 근래와서 사용되는 치료방법이고 과거의 우리 민간에서 사용한 자연요법은 이 땅에 인류가 발을 붙이고 살기 시작하면서 내려온 전통 치료방법인 것이다. 지금도 아프리카나 동남아 외지 외딴 섬에서는 자연요법이라고 하는 민간요법만으로 병을 낫게 하고 치료하고 있다.

자연 속에는 우리가 알지 못하는 무궁무진한 약제가 있을 것이다. 단지 그것을 발견해 내지 못해서 그렇지만 이러한 약초나 과일을 먹는다면 인간은 천수(天壽)를 누릴 수 있을 것이다. 과일 하나에도 수만가지 자양분이 들어 있어서 질병에 대한 면역력은 클 것이다.

우리 조상들은 근세까지만 해도 민간약으로 치료를 해왔고 이러한 약제를 합해서 한약이라고 하였다. 한마디로 민간 약제와 한약 재료는 같은 것이다. 다만 효율을 높이기 위해 민간약을 이것저것

배합해서 효과를 높이는 것이다. 하지만 역시 그 원조는 민간약에서 시작이 되었다는 것이 옳은 것이다. 민간약과 한방약이 다른 것은 분류뿐이지 그 내용은 같을 것이다. 그래서 과일요법으로도 체질만 맞으면 면역요법으로 치료가 가능하고도 남는다.

과일은 우리 곁에 쉽게 있어서 경제적 부담을 크게 주지 않고 구할 수가 있다. 과일처럼 몸에 이로운 자연요법은 아마 없을 것이다. 현대과학이 비틀거리고 있는 이때 우리 선조들이 지켜온 민간요법으로 다시 돌아가 건강을 회복시켜야 하지 않을까 싶다.

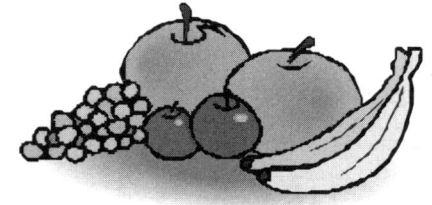

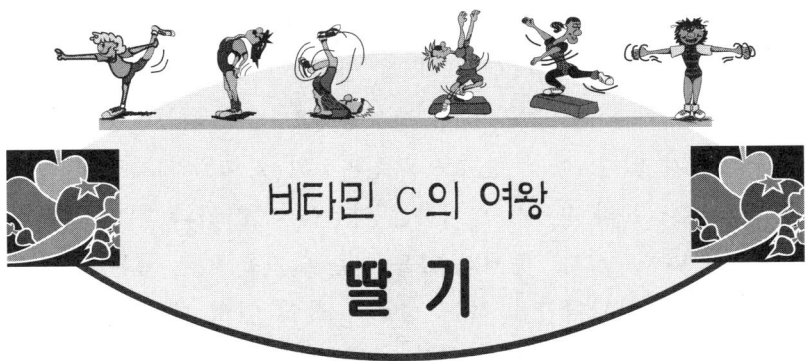

# 비타민 C의 여왕
# 딸 기

딸기는 장미과에 속하는 식물이다. 이 꽃은 장미처럼 요염하지는 않아도 어딘가 애상하다라는 느낌이 든다. 딸기는 초여름의 과일인데 요즘은 온실의 발달로 계절에 관계없이 볼 수 있는 과일이 되었다. 딸기는 90%가 수분이어서 귤 정도의 칼로리 밖에 없다고 할 수 있다. 이것말고 70% 정도의 당분을 제외한다면 비타민 A, $B_1$, $B_2$나 니코틴산, 단백질, 지방분 등 영양가는 그리 많지 않다고 할 수가 있다. 그러나 이 딸기에는 다른 과일에는 그리 많지 않은 비타민 C가 듬뿍 들어 있다.

우리가 좋아하는 레몬, 오렌지보다 딸기에는 비타민 C의 함량이 많다. 딸기보다 비타민 C가 많은 것은 유자껍질이나 귤껍질이다. 하지만 이 껍질만을 많이 먹을 수 없으므로 과일 중에 비타민 C의 함량이 제일 많이 든 것이 딸기라 할 수 있다. 비타민 C는 뼈나 이의 건강에는 없어서는 안될 요소이다. 이것이 결핍이 되면 '괴혈병 (壞血病)'을 일으켜 몸에 출혈이 자주 생기거나 아니면 몸에 상처가 생겨도 쉽게 지혈 (止血)이 잘 안된다. 또 몸에 출혈이 자주 있거나 코피가 나는 수도 있다. 당뇨병에도 좋고 해독작용에도 뛰어난 효과가 있다. 이것 말고도 부신피질의 호르몬의 제조를 촉진하며, 이 호르몬의 분해를 방지하는 역할을 하고 있다. 한때 민간요법으로 가벼운 '설사' 증세가 있을 때는 딸기를 먹게 했는데, 딸기에는 강력한 이뇨역할을 하는 성분이 들어 있기 때문이다. 또한 '여드름'을 비롯하여 '피부질환', '회충' 그리고 '만성궤양'에도 좋다.

딸기 즙을 내어 물에 섞은 뒤 이 물로 세수를 하면 피부가 아주 하얗고 고와지며 태양에 손상을 입은 피부 회복에도 효과가 있다. 이것 말고도 딸기는 살균효과가 있다고 하는데 캐나다의 과학자들은 세균이든 시험관에 딸기액을 넣었더니 세균 번식이 둔화되었다는 실험 결과를 발표하였다. 물론 액의 농도가 높을수록 살균효과는 더 큰 것으로 알려져 있다. 그외에도 식이섬유인 '펙틴'이 다량 함류되어 있어서, 이것이 혈중 콜레스테롤치를 낮추어 준다고 한다. 그러므로 '고혈압 예방'에도 효과가 있다.

딸기를 비타민 C의 여왕이라고 극찬하는 이도 있다. 비타민 C는 많이 섭취하면 할수록 체력증진에 도움이 된다. 이것은 비타민 C 때문에 호르몬을 관장하는 부신피질이 활발해 지기 때문이다. 우리는 보통 딸기를 먹을 때 딸기 위에 설탕을 듬뿍 뿌려서 먹기도 하는데 설탕은 좋지 않다. 그 대신에 꿀이나 우유, 분유 등을 뿌려서 먹어도 좋다.

## 관절염 류마치스 및 통풍

- 단백질을 주로 많이 섭취하는 사람에게 일어나기가 쉽다. 그것은 신진대사의 이상으로 요산이 발생하여 관절에 침착하기 때문이다. 이러한 원인은 비타민 C 결핍에서 오기 때문이다. 비타민 C 공급을 대량으로 하는 것이 치료의 지름길이다.

## 고혈압 예방

- 고혈압의 경우 양의학에서는 개인 차이를 무시하고 보통 혈압하강제를 사용해서 수치만을 조절하고 있다. 원래 고혈압은 한가지 원인에서 생겨나는 것이 아니고 여러 각도의 원인에서 발생한다고 보고 있다. 전신의 발란스가 잘 이루어져야만 혈압이 떨어진다고 본다.

  예를 들면 뇌와 심장의 부담을 덜어 주어야만 그 효과가 있다. 이러한 치료에 있어서 딸기가 유효하다고 하는 사실이 입증되었다. 그러므로 수시로 딸기를 많이 먹는 것으로 고혈압을 예방할 수 있다.

 ※ 딸기 생즙

딸기의 생즙은 무엇보다도 미용식으로 탁월하다. 계속해서 딸기즙을 마시면 여드름이나 기미 혹은 주근깨 등이 깨끗이 없어지며 구미를 잃었을 때는 입맛을 찾아준다. 고혈압과 빈혈 등에 유효하다.

이밖에 창백한 안색, 주름살, 여드름, 무좀, 충혈된 눈, 편도선염에 특히 좋다. 또한 딸기 잎으로 즙을 내어서 그 물을 눈에 떨어트리면 눈이 맑아진다.

1회 분량 ........................................... 400g
사과즙 ............................................ 약간

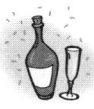

※ 딸기 술 만드는 방법

잘 익은 열매를 사용하는데 너무 지나치게 익은 것은 색이 탁해질 수 있으니 피하는 것이 좋다. 또 덜 익은 것은 고운 색깔을 얻을 수가 없을 뿐만 아니라 산미(酸味)가 대단히 강하므로 알맞게 익고 단단하며 신선한 것을 고르는 것이 좋다.

깨끗한 물로 살짝 씻어 꼭지를 따고 흠집이 없는 것을 골라서 가볍게 닦아 물기를 뺀다. 딸기를 용기에 가만히 넣고 그 양의 소주를 3배 붓는다. 그리고 밀폐를 해서 통풍이 잘 되는 어두운 곳에 1개월 가량 저장을 한다.

이때 딸기에서 고운 색깔이 우러나는데 이때 찌꺼기는 걸러내는 것이 좋다. 너무 오랫동안 담가두면 딸기들이 뭉크러지고 술이 탁해져 보기 좋지 않는 갈색이 되므로 주의하지 않으면 안된다. 그리고 찌꺼기를 건져 낼 때는 고운 체로 하는 것이 좋다.

그대로 마셔도 좋고, 단맛이 지나치면 물에 타서 마셔도 좋다. 소다수나 아니면 콜라에 타서 먹어도 좋다. 딸기 술은 그대로 마시면 감미(甘味)롭고, 귤을 첨가하면 신맛과 향기를 증가시켜 준다. 기호에 맞추어 매실이나 아니면 레몬을 썰어 넣어서 (소주 한 되, 레몬 한 두개, 매실은 10개 정도) 산미를 증가시킬 수 있고 단맛은 기호에 따라 가감을 하면 된다.

이 딸기 술을 먹으면 멜라닌 색소의 부착을 예방할 수가 있고, 여름의 강한 태양 밑에서는 음료로도 아주 적당하다.

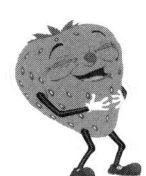

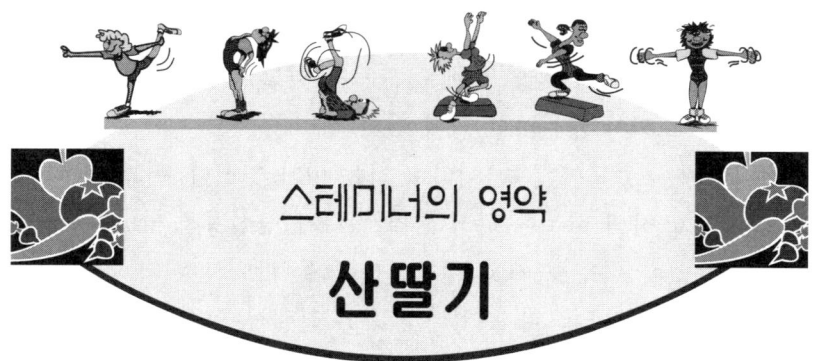

# 스테미너의 영약
# 산딸기

딸기는 일반 딸기와 산딸기로 구분할 수 있는데,. 산딸기는 주로 나무가지 넝쿨에 달린다. 초여름의 산야에서 흔히 볼 수 있으며 특히 산 속 벼랑이나 계곡과 같은 곳에서 사람의 시선을 자주 끄는데 그것은 푸른 나뭇잎 속에 빨간 열매가 달려 있기 때문이다.

영남인 경상도 쪽에서는 산딸기를 '복꿈자' 또는 '북꿈자'라고 칭하는데, 이것은 복분자(覆盆子)라는 어휘의 변형이 아닐까 싶다. 산딸기를 한방에서는 복분자라고 이르기 때문이다. 이 산딸기 복분자는 장미과에 속하는 식물인데 넝쿨의 잎과 가지에는 작은 가시가 있어서 사람의 접근을 막고 있다. 산딸기는 나뭇잎과 열매가 다 약이 되는데 이 잎은 주로 꽃이 필 무렵 따서 그늘에 말려 두었다가 매일 50～200g씩 하루 3회에 나누어 다려 먹으면 부인병에 특효과가 있다.

다음은 열매인데 강장, 보혈, 지갈, 심계항진, 해열, 이뇨, 호흡기

질환, 천식 등에 효과가 있는 것으로 알려져 있다. 그뿐만 아니라 술을 담궈 먹으면 '여성미용'에도 효과가 있고 장복을 하면 겨울에도 추위를 느끼지 않는다고 되어 있다.

송나라때 구종석(寇宗奭)이라고 하는 이가 있었다. 어느 날 약한 몸을 이끌고 산에 나무를 하러 올라 갔다가 산신령을 만났다. 산신령은 기운없이 나무를 지고 내려오는 그를 만나자 기가 허하다고 하면서 산딸기를 먹으라고 일러주었다. 그래서 이산 저산 다니며 산딸기를 많이 먹었더니 힘이 생기고 원기가 솟아 올랐다. 무엇보다 양기가 달라지고 소변 줄기가 강해졌다. 소변이 너무 강하게 나와 요강이 뒤엎어졌다는 이야기에서 '복분자(覆盆子)'라는 이름이 붙여졌다고 한다.

복분자는 본초강목에서 보면 신장, 간장을 보하고 음위(陰위) 또는 불임(不妊)을 치료하면서 양기를 소생시킨다라고 되어 있다. 한편 '피부를 곱게'하고 머리를 '검게'하고 눈을 '밝게'하며 몸을 '가볍게'한다고 되어 있다.

① 남성기인 음경을 튼튼하게 하므로 알약을 만들어 여러 날 먹으면 좋다.

② 당뇨병 치료에도 효과가 있다.

③ 신장 즉 콩팥을 보하는데 있어서는 가장 좋은 약이라고 할 수가 있다. 술에 넣었다가 불에 말려 분말로 환을 지어 먹는다.

복분자 1되와 술 3되의 분량으로 담궜다가 3개월 후에 복분자는 건져내고 술은 반주로 1잔씩 마시면 정력이 강해진다.

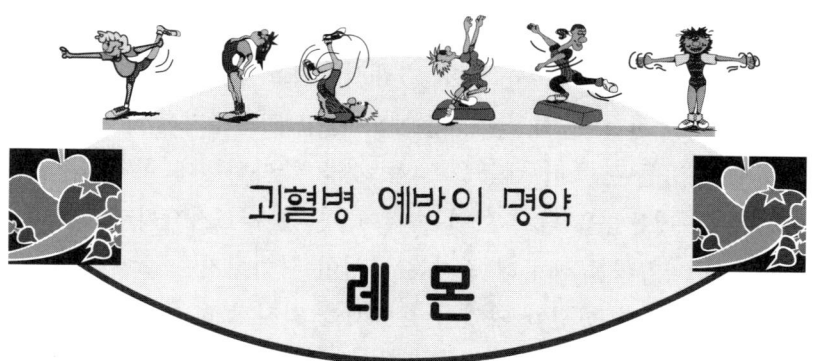

# 괴혈병 예방의 명약
# 레 몬

레몬은 우리 나라에서는 생산되지 않는다. 대부분 유럽에서 수입된다. 신토불이는 아니지만 이와 흡사한 제주에서 많이 나는 귤과 같이 귤과(橘科)에 속한다. 같은 귤과에 속해 있지만 레몬은 껍질이 더 뚜껍고 단단하다. 뿐만 아니라 알맹이 역시 귤보다는 훨씬 더 크고 수분 함량도 더 많다.

3세기경 로마인들은 이 레몬이 모든 종류의 독을 해독하는 명약으로 알고 있었다. 당시 로마에는 살인을 한 죄수를 독사굴에 던져서 죽이는 방식이 있었는데 어느 날 두 죄수를 똑같이 독사굴에 집어 넣었다. 그러나 한 죄수는 죽고 다른 죄수는 이 굴 속에서 살아 남았다. 알고보니 독사굴에 던져지기 직전에 바로 레몬을 먹었던 것이다. 이 때문에 독사의 날카로운 이빨에 물렸어도 독이 몸에 퍼지지 않고 살아났다는 것이다.

생선요리를 먹을 때 그 위에다 레몬을 뿌리는 것은 생선 뼈를 녹여준다고 믿고 있기 때문이다. 고대인들의 이같은 레몬 숭배는 일종의 신앙적이라고 할 수 있다. 그래서 '이뇨제'로 사용이 되었고 인후의 통증 진정제, 화상의 치료제와 강장제로 평가를 받아 왔다.

인도 사람들은 특히 레몬을 먹는 것을 좋아하는데 아침에 일어나면 꿀에 레몬즙을 타서 마시는 것이 첫 일과의 시작이라고 한다.

레몬이 괴혈병을 예방해 준다는 사실이 확인된지는 오래이다. 괴혈병이란 장기간 신선한 과일이나 야채를 먹지 못하면 찾아오는 질병이다. 냉장시설이 발달되지 못했던 중·근세의 선원들이 자주 걸리던 병으로 바다 위에서는 신선한 채소나 요리를 먹을 수 없었기 때문에 생겼던 것이다. 증상은 근육이 이완되고, 상처가 생겨도 잘 아물지 않고, 가볍게 부딪혀도 멍이 들며, 잇몸에서 피가 나오기도 한다.

괴혈병의 결정적인 배경은 비타민 C의 부족이다. 만약 중·근세 선원들이 비타민 C가 듬뿍 들어있는 레몬주스 한 숫가락씩만 먹었던들 이 괴혈병에 걸리지 않았을 것이다. 그래서 영국인들은 레몬의 그러한 효과를 잘 알고 있기에 10일 이상 항해를 떠나는 선방 선원들에게는 하루 30cc 분량의 레몬을 먹어야 한다는 것이 법으로 정해져 있다고 한다.

1986년 독일 의학진은 레몬껍질에 노화와 암을 예방하는 항산화물이 있다라고 하는 사실을 밝혀내었다. 두꺼운 레몬껍질에는 식이섬유 중 하나인 펙틴이 풍부하며, 혈중 콜레스테롤치를 낮추어 준다. 레몬은 또 곰팡이와 회충을 죽이기도 한다.

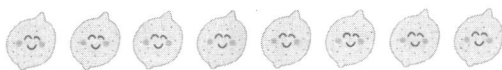

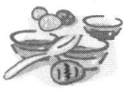 ※ 레몬즙

레몬즙은 여성의 미용에 적합하다. 장기간 마시면 좋아지고 피부가 아주 윤택해 진다. 감기 혹은 두통, 요도염에 효과가 있는 것으로 알려져 있다. 레몬의 성분은 주로 비타민 E 함류량이 대단히 많다. 과즙으로는 구연산이나 레몬수를 만들어 각종 음료수, 요리 식품의 향 첨가, 화장품의 향료로도 많이 사용한다. 껍질 벗기고 반을 잘라 적당히 썰어서 씨를 빼내고 즙을 내서 먹는다.

• 손으로 만들 때에는 과육과 과피를 따로하여 찧은 후 합하여 짜서 즙을 낸다.
• 단용보다 혼용이 좋다. 사과, 오이, 당근 등을 혼합하면 더 효과적이다.
• 재료분량은 1회에 300g
• 생즙을 아침 공복시에 한 컵씩 마신다. 산미가 강하므로 오이즙이나 사과즙을 절반가량 합하여 마시면 좋다. 이렇게 해서 먹으면 모발의 성장과 이뇨, 미용효과가 크다. 비타민 A, C, 인산, 칼슘, 나트륨 그리고 미네랄도 풍부하고 허약과 병후 회복 그리고 류마치스 등에 효과가 있다. 또 한편으로는 소화기 계통을 튼튼하게 하며 심장병, 두통, 담에도 효과가 크다.

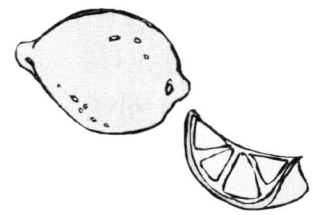

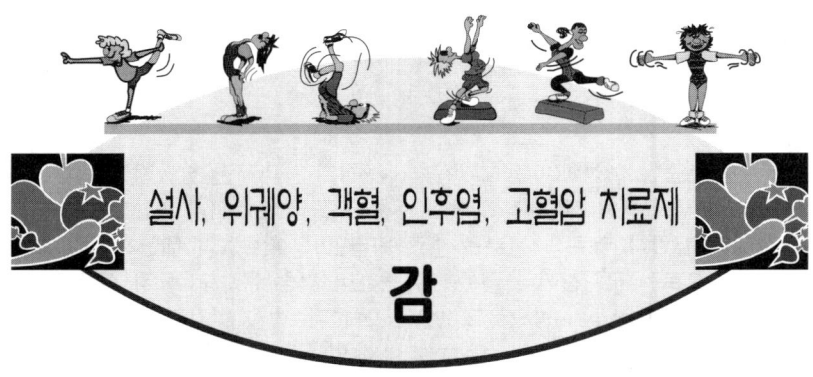

설사, 위궤양, 객혈, 인후염, 고혈압 치료제

# 감

감은 감나무과에 속하는 나무의 열매이며 과일이다. 그러나 전 세계에 다 있는 것은 아니다. 다시 말해서 우리의 동양 특산물의 하나라고 할 수가 있다. 감나무 하면 우리의 환경과 정서에 잘 어울려 아름다운 풍경의 멋을 보여 주었다. 하지만 기후에 대하여 민감한 것이 이 감나무인데 해발이 높은 강원도 영동 산간에는 감나무가 없다. 그와는 반대로 같은 지역이지만 해풍이 있어서 비교적 따뜻한 강릉 지역에는 감나무가 많이 있다.

감은 다른 어떤 과일보다도 영양이 풍부하다. 특히 당분으로 포도당과 과당이 14%나 되고 비타민 C는 사과에 비해서 거의 8~10배인 40~60mg(100g당)이나 들어 있다. 이외도 비타민 A도 1,000 IU나 들어 있다. 그러므로 큰 감 두 개면 어른이 하루에 필요한 비타민 C를 충족할 수가 있다.

감의 붉고 아름다운 빛깔은 '카로틴계'의 색소로서 이것은 몸안에서 비타민 A로 변하게 된다. 그러나 감을 많이 먹으면 떫은 맛인 탄닌산이 철분과 잘 결합하므로 빈혈을 일으킬 가능성이 크다. 곶감은 비타민 A가 다량 함유되어 있어서 옛부터 '야맹증'에는 뱀장어 간이 최고라고 하지만 이 곶감만으로도 충분하게 낫게할 수 있다. 또한 감을 많이 먹으면 배를 냉하게 할 수가 있다는 속설도 있기는 하나 이것은 미신으로 보아야 할 것이다. 감을 많이 먹게되면 그 속에 포함되어 있는 탄닌이 장벽을 수축시켜서 대변이 늦게 나오게 된다. 이것을 나쁘다고 오해를 해서는 안된다. 덜 익은 감에 알콜을 붓는다든가, 밀봉을 해서 탄산가스를 사용한다든가 해서 물에 녹는 탄닌을 쉽게 안 녹는 화합물로 바꾸는 방법도 있다.

탄닌이 혀에 닿으면 떫은 맛이 있는 것은 물에 녹기 때문이다. 감은 원래 칼로리도 많으나 곶감으로 만들면 햄과 거의 필적할 만한 높은 칼로리의 식품이 되기 때문에 살이 찌고 싶은 사람이나 병후 회복에는 아주 훌륭한 영양소가 된다고 할 수가 있다. 만약 등산식품으로 무엇을 가지고 가면 좋겠느냐고 물으면 주저하지 않고 곶감이라고 하겠다. 떡 같은 것도 좋겠으나 이 떡은 물이 없으면 먹을 수가 없다. 그런데 곶감은 언제 어디서라도 간편하게 먹을 수 있다는 점에 있어서 좋은 보존식품이라 할 수 있다. 곶감은 쉽게 부패되지 않을뿐만 아니라 수분을 잃지 않는 당도 때문에 세균에 대한 저항력이 강하다. 그러므로 곶감을 먹으면 식중독에 걸릴 염려가 없다.

또한 지혈작용이 있으며 만성기관지염을 치료하고 혈압을 떨어트리므로 고혈압과 동맥경화증에 좋고 비타민 C도 많아서 음주 후의 숙취에도 그만이다. 그외도 갈증을 치료하고 구역질을 멈추게 한다. 그래서 감 꼭지는 옛날부터 딸꾹질에 특효가 있다고 알려져 있다.

### 위내출혈 및 장출혈과 요도출혈

• 곶감을 태워 그 재를 받아 2돈중씩 밥물과 함께 매일 3회 복용을 하면 낫는다.

### 이질과 설사

• 쌀 밥 한 그릇에 감 또는 곶감 5개를 함께 넣어서 죽을 끓여 먹으면 효과가 있다.

### 위가 쓰리고 아플 때

• 곶감 3개를 찧어 약간 따뜻한 술과 함께 복용하면 통증이 멎고 위가 편안해진다.

### 요도염

• 곶감 1개, 등심초(燈心草) 2돈중을 물로 달여서 복용을 한다. 효력이 미약하면 계속한다.

### 딸꾹질

• 곶감 4개를 삶은 물에 천천히 마시면 된다.

### 객 혈

• 곶감 1개를 썰어 청대 1돈중에 묻혀서 취침시 천천히 씹어 먹으면 효과있고, 빨리 효과가 나지 않을때는 계속한다.

### 인후염과 혓바늘이 돋았을 때

• 곶감의 흰가루를 자주 바르거나 고백반 혹은 명반을 철판 위에 태워서 그 가루로 만든 것을 섞어서 바르면 된다.

## 뱀에 물렸을 때

• 감 즙을 내어서 붙여주면 효과가 있다.

## 고혈압

• 갓 나온 감잎을 한번 찐 뒤 응달에 말려 가지고 매번 2~3돈중씩 삶아서 설탕을 타서 차마시듯 마시면 고혈압은 물론 예방에 좋다. 감은 심장을 맑게하고 폐의 열을 제거한다. 그뿐만 아니라 위장의 담즙을 소제하여 위를 돕고 장을 튼튼하게 해주며 지혈과 갈증을 없애준다. 하지만 감과 참기름을 섞어서 먹으면 안된다. 술에 취했을 때 홍시를 먹으면 숙취가 가시고 경과가 좋다.

## 만성임질 (慢性淋疾)

• 외뇨도구 (外尿道口)에 처음에는 농 (濃)이 나온다. 이 농은 백색이나 황색으로 나오다가 만성임질이 되면 농이 나오거나 나오지 않을 때도 있다. 이렇게 되면 비임균성 (非淋菌性)이 되는데 이때는 엷은 색이며 양도 현저하게 줄게 된다. 하지만 이때는 배뇨시에 불쾌감이나 가벼운 배뇨통이 있기 마련이다. 곶감과 등심초를 다려서 먹으면 효과가 있다.

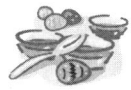 ※ 감잎차 ( 葉茶)

5~6월에 가장 싱싱한 잎을 따서 말린다. 끓는 물에 이것을 살짝 (3분정도) 데쳐서 잘게 썰어 그늘에 말린다. 이때 주의 할 점은 좀이 먹지 않게 비닐봉지에 잘 싸서 보관하는 일이다. 수시로 꺼내 엽차로 달여서 차를 마신다.

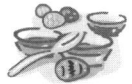

※ 감생즙

생즙이 고혈압 환자에게 좋으며 각기병에도 대단히 좋다. 술에 취했을 때 숙취용으로는 최고이다.

감 ·························· 300g (1 회용) 혼용 100~150g

생즙은 아침 공복시에 한컵씩 마신다. 처음 마시는 사람은 떫은 맛이 강하므로 물에 타서 마시거나 아니면 사과즙이나 무즙을 타서 마시면 더욱 좋다. 고혈압이나 동맥경화에 좋다.

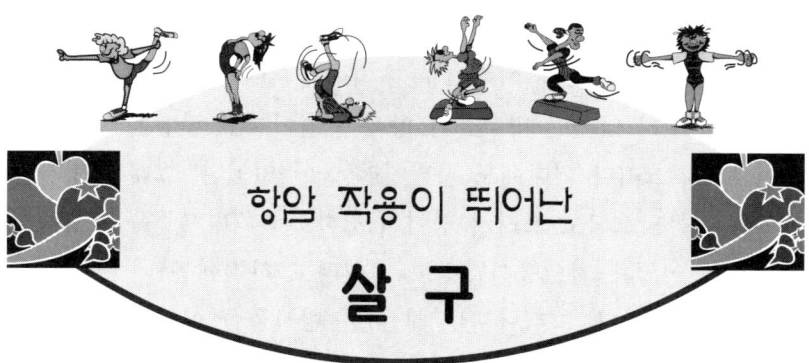

# 항암 작용이 뛰어난
# 살 구

한방에서 말하는 행인(杏仁)은 살구이기는 하지만 그 씨(仁) 을 뜻한다. 그러므로 여기서 말하는 살구는 육질을 말하는 것이므 로 한약에 쓰여지는 살구씨와는 약간 다르다.

살구나무는 원래 중국대륙의 북지인 몽고가 원산지이다. 우리 나 라에서는 오랜 옛날부터 과수로 재배되어 왔다. 앵두과에 속하는 낙엽활엽 교목으로 높이가 5~7m까지 자라며, 잎은 마디마디 하나 씩 어긋나는 호생(互生)이다. 4월에 잎이 나기전에 담홍색의 꽃을 피우는데 멀리서 보면 흰색으로 보인다. 살구꽃이 피는 것은 대단 히 아름답다. 또 봄바람이나 봄비에 젖어 꽃잎이 떨어지는 모습도 융단을 깔 듯이 땅에 널리기 마련이다. 이 꽃이 진 후 맺는 열매가 바로 살구이다.

성경에 보면 솔로몬 왕이 죽기 전에 '사과를 내려 주시어 저의 병을 고쳐 주소서'라고 하늘을 향해 기도를 했다고 한다. 당시 솔로몬이 원했던 '사과'는 사과가 아니라 '살구'였다고 한다.

또 중국의 행림고사 이야기는 우리에게 잘 알려진 이야기이다. 적을 쳐부수러 나갔던 병사들이 양식은 떨어지고 햇볕은 강렬하여 목이 탔다. 그러나 어디에도 사막이라 물이 없었다. 그래서 병사들은 하나 둘 낙오되고 쓰러져 넘어져 갔다. 이때 병사들을 지휘하는 지휘관은 어떻게 하였을까? 참고 견디라고 하기에는 너무나도 지치고 허기가 찾다. 그러나 어떻게 하든 병사들을 이끌고 목적지까지 가야만 했다. 그래서 지휘관은 '저 산 너머에는 행림이 있다.' 즉 살구나무가 있다고 했다. 그리고 이 고개만 넘으면 살구라도 따서 먹으면 허기를 면할 것이라고 하면서 좀 더 힘을 내라고 했다. 병사들은 살구가 있다는 말에 입안에 갑자기 침이 돌았다. 살구의 그 신 맛이 떠올랐기 때문이다. 그러므로 입안에 고이는 침 때문에 갈증을 면했고, 일시적이지만 허기를 견뎌 낼 수 있어서 병사들은 목적지까지 행군할 수가 있었고 살아 올 수 있었다는 고사가 있다. 그래서 살구라는 이름이 행인이 되었다고 한다.

살구는 항암 효과가 높고 민간에서는 약의 일종으로 이용되고 있다. 히말라야 속에 있는 훈자왕국은 살구를 먹고 즐기기 때문에 장수한다고 한다. 이 왕국에서는 살구의 변종인 '쿠바니'를 엄청나게 많이 먹는다고 한다. 이 쿠바니는 헤모그로빈 생성 능력이 뛰어나다고 한다. 지금까지 살구에 대한 연구는 그리 많지 않았다. 과학적으로 증명이 될만한 약효과도 별로 얻지를 못했다. 그러나 암 특히 폐암, 췌장암에 예방효과가 있는 것으로 알려져 있다.

살구속에는 비타민 A의 일종이라고 할 베타카로틴이 풍부하게 들어 있는 것은 사실이다. 동물 실험 결과 폐암, 피부암의 진행을 막는 효과도 높다는 사실이 입증되었다. 또한 살구를 비롯 베타카

로틴이 고농도 함유된 과일이나 야채는 폐암, 피부암, 후두암으로
인한 사망을 낮추어 준다는 사실이 인체 실험 결과 밝혀졌다.

과학자들은 살구가 베타카로틴 이외도 암을 억제하는 물질이
함유되어 있을 것으로 보고 연구를 계속하고 있다. 살구는 이것
말고도 흡연자들에게 권장할 만한 과일로 알려져 있다.

건강을 위해서 '약' 차원에서 살구를 먹을 때는 말린 살구를 먹
는 것이 좋다. 과일 상태의 그대로 살구보다는 베타카로틴의 양이
훨씬 높기 때문이다. 그러나 살구에는 독성이 있다는 사실도 명심
해야만 한다. 어린이들이 너무 살구를 한 번에 많이 먹는 것은 조
심해야 한다.

살구씨는 기침, 해수, 신체 부종, 개고기 독의 해독 등에 좋은 것
으로 알려져 있다.

### 폐결핵, 해수, 담혈, 천식, 백일해

　　　　　살구씨 ............................. 3되

• 껍질을 벗겨 말린 다음 (온수에 하루 담가두면 벗기기 쉽다) 씨를 노
랗게 볶아 부드럽게 간 뒤 꿀 한 되를 넣어 찐다. 이것을 식전 식후
가리지 않고 하루 세번 먹는다.

### 감기기침, 만성기관지염, 노인의 해수병

　　　　　살구씨 (껍질 벗긴 것) ............ 5돈중 (약 19g)

• 찧어서 물에 삶아 죽을 쑨다. 끓인 살구죽을 설탕이나 꿀을 타서 1
회 먹으면 좋아진다. 병이 없는 사람이라 하더라도 매일 끓인 물을
큰 숟가락으로 한 숟가락씩 먹으면 기침을 예방할 수가 있고 해수에
걸리지 않는다.

## 정신이 없고 머리가 띵하게 아플 때

살구씨 (껍질 벗긴 것)..............4돈중 (15g)

호두 (깐 것) .........................4돈중 (15g)

꿀 ...................................4돈중 (15g)

• 먼저 살구씨와 호두를 넣고 볶아서 함께 찧은 다음 꿀과 섞어서 병에 넣어 둔다. 이것을 한 숫가락씩 끓인 물에 타서 먹는다. 보신용으로도 훌륭하다.

## 소담지해 및 진천진통 (鎭喘止痛)

• 살구씨 1백 개를 온수에 담아 껍질을 벗긴 후 돌절구에 찧어 물 3되에 풀어 자루로 여과를 시킨다. 여기에 다시 물 1되를 넣어 여과한 다음 바싹 짜서 나온 즙을 모두 다시 여과시킨다. 살구즙은 설탕을 넣고 묽은 죽처럼 끓여서 병에 넣어둔다. 매일 식후 한 숫가락씩 끓인 물에 타서 먹는다.

## 두풍, 홍종풍양

• 홍종풍양이라고 하는 것은 피부 색깔이 빨게 지면서 작은 흔데가 생긴 것이고 가렵다. 이럴 때 살구씨 (껍질있는 그대로) 14개를 찧어 계란노른자 1~2개와 게여 바르면 된다. 또는 껍질있는 살구씨 3되를 찧어 삶은 물에 머리를 자주 감으면 효과가 있다.

## 운미불어 (暈迷不語) 중풍, 고혈압

• 운미불어란 글자 그대로 정신이 혼미하고 말을 하지 못하는 상태를 의미한다. 이러한 증세는 말하자면 뇌일혈의 정구증이라고 말할 수가 있다. 즉 다시 말하면 중풍의 전초라고도 할 수가 있다. 이럴 때는 대부분 고혈압에 연루된 상태라고 할 수가 있다.

• 살구씨 (껍질 있는) 7개를 찧어 부드럽게 한 다음 죽력즙 (竹瀝汁)으로 복용을 한다. 죽력즙은 생참대 1자 가량을 잘라 중간 매듭을 뭉

굿한 불에 비슷듬이 놓아두면 물방울이 나오는 것을 말한다. 이것을 매일 두 차례씩 복용을 한다. 이렇게 해서도 효과가 없으면 살구씨를 10개로 증가시킨다. 그래도 효과가 없으면 14개로 다시 올린다.

## 후두결핵, 후통, 후종, 해수

• 대개 위와 같은 증세에서는 목이 가고 소리가 잘 나오지 않는다. 또 기침 하기에도 힘이 든다.

> 살구씨 (껍질 벗긴 것)...............가루 3푼 (1g)
> 계피 ....................................1푼 (0.4g)

• 이 두 가지를 혼합하여 입에 털어놓고 서서히 삭힌다. 씨는 노랗게 볶아 가루를 만든다.

## 음창이 부어서 가려울 때

• 음창이란 음부 주위를 말하는데 단순히 가렵거나 종기가 생겼을 때를 말한다.
• 살구씨 (껍질 있는) 를 까맣게 태워 가루를 만들고 참기름을 개어 자주 바르면 된다.

## 음도양통 (陰道痒痛)

• 음도양통이란 자궁내막염이나 경관염에서 흘러나오는 탁한 분비물 때문에 성기의 주변이 가려워진다. 일종에 '토라코마나스' 세균 때문이다. 월경후 누런 대하가 흘러나와 고통을 받는 부인이 있다.
• 껍질 벗긴 살구씨를 까맣게 태운 후 찧어 참기름에 개어서 엷은 탈지면에 발라 음도 즉 경관구에 깊이 밀어 넣으면 된다.

## 감창 (疳瘡) 이나 독창이 터진데

• 살구씨를 까맣게 태워 기름을 짜서 바르면 된다.

## 귓 속이 곪았을 때

• 살구씨 (껍질 있는) 를 까맣게 태워 호두기름으로 고약처럼 갠 뒤 탈지면에 싸서 귓구멍으로 막는다. 이것을 1일 3~4회 갈아 넣는다.

## 코에 종기가 났을 때

• 살구씨를 가루로 만들어 사람의 젖에 개서 바르면 된다.

## 풍치통 및 치근염

• 참대 꼬치로 살구씨 1개를 꽂아 촛불에 뜨겁게 달구어 이것을 아픈 이에 물고 있으면 낫는다. 식으면 바꾸고 이렇게 여러 차례 반복을 한다.

## 불임증, 여자가 아무 이상이 없는데 임신을 못할 때

• 미국에서는 불임 여성이 500만이 된다고 한다. 이러한 불임 환자의 1/3이 기능성 불임증으로 밝혀졌다. 이것은 깊이 잡은 신경성이 원인으로 보고 있다. 여기에는 가족의 급격한 사망, 질투, 혹은 심한 언쟁, 남편의 장기간 출장 등이 그 원인이라고 한다. 또한 월경과소, 월경과다, 심인성인 자궁통, 음부통, 질출혈, 질경련, 방광통 등이 있다고 한다. 남자로서는 스트레스에 의한 정충결핍증, 야간유정, 교접불능 등이 원인으로 온다고 믿고 있다.

> 살구꽃 ·································약간
> 복숭아꽃 ·····························약간

• 말려 가루로 만들고 매일 3차례씩 식간마다 2돈중 (7.5g) 씩 복용을 한다. 잉태하지 못할 경우라 하더라도 얼굴이 아름다워진다.

## 타박상 혹은 어혈질

• 동쪽으로 향한 살구나무 가지 2~3근을 가늘게 썰어서 소주 3사발로 삶아 찻잔으로 매일 4~5컵 마시면 된다. 술을 먹기 힘든 사람은 물로 먹어도 좋다.

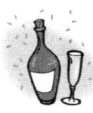 ※ 행인주 (살구술)

고량주 ……………………………… 1.8g
살구 ……………………………… 10 개
설탕 ……………………………… 0.4g

빚은 후 한달 반 쯤 되면 먹을 수 있으며 완전히 숙성하려면 석달
은 걸린다. 더구나 씨를 빼지 않은 것, 또는 아직 덜 익어서 단단한
것을 원료로 하여 빚은 것과 뒤에 완숙한 과일로 빚은 것을 훗날
술이 다 익은 다음에 두가지를 다 섞으면 이상적인 술이 된다. 다
익으면 빛깔은 아름다운 호박색이 나는데 특유한 살구씨 냄새가 있
어서 아주 훌륭하다.

살구씨에는 아미그리단과 지방유가 들어 있어서 진해 거담약으로 사
용해 왔다. 행인 (살구씨) 은 구수 (驅水) 이뇨의 효과가 있고, 흉간의
수독을 구축하고 진해제로 사용이 된다.

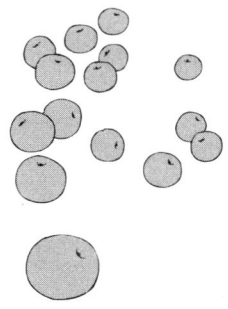

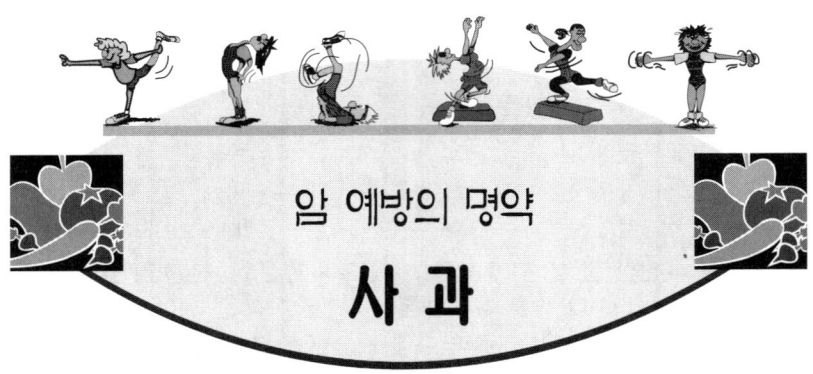

# 암 예방의 명약
# 사 과

사과나 능금이라고 하지 '임금(林檎)'이라고 하는 말은 별로 들어 보지 못했을 것이다. 하지만 사과는 한자로 말할 때 임금이라고 한다. 대구사과라고 하면 모를 사람이 없을 정도로 유명하지만 이제는 전국적이라 할 정도로 어디든 농촌에서 사과단지가 없는 곳이 없게 되었다. 사과는 그렇게 우리와 친숙한 과일 중 하나다.

사과를 많이 먹으면 여성들은 예쁘고 아름다워지며 남성들은 씩씩하고 건강하다고 한다. 사과는 과일 그대로 먹는 것이 보통이지만 이것을 삶아서 먹으면 훌륭한 주식도 될 수가 있다. 그래서 구미를 잃은 환자에게는 이 삶은 사과를 주면 보양식품(保養食品)이 된다. 그뿐만 아니라 우리가 잘 알다시피 사과는 식후 소화제 대용으로 많이 먹고 또 미용품으로도 많이 먹는다.

서양 속담에 '잠자리에 들기 전에 사과를 먹으라. 그러면 의사는 파리를 날리게 될 것이다'라는 말이 있다. 이 속담만 보아도 사과는 건강의 상징이자 수호신이라고 해도 그리 틀린 말은 아닐 것이다. 그래서 그리스 신화에서 보면 사과를 '꿀맛' 이라고 표현했으며 여기에 한술 더 떠 '만병통치약' 이라고 표현까지 했다. 미국에서도 이미 오래전부터 사과를 '과일의 왕' 이라고 지칭하는 사람들이 많았다.

오늘 날 우리 국민의 식생활 패턴 때문에 체질이 알카리성 체질에서 산성 체질로 변해가고 있다는 사실은 누구나 다 아는 사실이다. 그래서 어떻게 하면 알카리성 체질로 환원시킬 수 있을까 하는 것이 과학자들의 일차적 목표라고 한다. 통풍, 류마치스, 간질환 등은 이러한 체질 변동에서 온 것으로 알려져 있다. 그러므로 산성화된 체질을 알카리성 내지 중성으로 돌려 놓는 것이 중요하다.

각종 과일 중 특히 사과에 의한 과일요법으로 체질을 억제 할 수 있다고 한다.

'건강을 위해서는 양심적 의사는 사과를 처방하라' 라고 하는 말이 있는 것을 보면 어느 정도 수긍이 가는 말이다. 그렇게만 한다면 나중에는 의사들이 폐업을 한다고 하는 농담까지 생겨났으니 말이다. 사과는 우선 '순환기질환' 에 이미 오래전부터 그 효과를 인증 받고 있는 과일이다. 이탈리아, 아일랜드 그리고 프랑스 과학자들은 사과를 먹으면 혈중 콜레스테롤치가 떨어진다고 하여 실험용 쥐에게 사과를 먹였더니 20~50% 정도 콜레스테롤치가 떨어진다는 사실을 입증하였다. 이것은 건강한 남녀 30여명의 실험결과에 있어서도 분명하게 드러나 있다. 이들은 평소대로 식사를 하고 하루 사과 2개씩을 추가로 먹도록 하였다. 즉 오전 10시와 오후 4시에 1개씩 먹도록 한 것이다. 한 달 후 이 실험 결과를 보았더니 24명이 콜레스테롤치가 떨어졌다는 실험결과가 나왔다. 이 중 반은 10%

낮아졌고, 한명은 30% 나 떨어져 있었던 것이다.

이렇게 지속적으로 사과를 먹었더니 피도 대단히 맑아졌고, 인체에 좋은 HDL의 콜레스테롤치도 높아져 있었다. 결과적으로 사과의 건강 비결은 풍부하게 함유된 수용성 식이섬유인 펙틴이 원인이었다고 한다. 그러나 이 펙틴 만으로 사과의 모든 비밀을 해명할 수만은 없다. 여하튼 사과 자체에 들어 있는 비타민 C가 펙틴과 상호작용을 해서 보다 강력한 콜레스테롤 강하작용을 추진하고 있는 것이라고 짐작하게 한다. 특히 이 펙틴은 사과 껍질에 많이 들어 있으므로, 암이 걱정이 되면 사과 껍질을 많이 먹는 것이 좋다. 또한 사과가 당뇨병에 좋다고 알려져 있는 사실은 의심의 여지가 없다. 자연 상태의 '당'이 풍부하지만 혈당치는 급상승하지 않는데 그것은 인슐린 분비를 억제하기 때문일 것이다.

이와 같은 기능은 혈중 콜레스테롤치와 혈압 진정효과가 있어서 상승된 혈당치가 장기간 간다. 이는 만복감이 오래 지속되므로 체중감량에 도움을 준다. 병균을 사과주스에 넣으면 곧 사멸하고 마는데 이것은 암 발생균도 억제 할 수 있다는 결론이다. 이 사과를 많이 먹으면 감기 등 호흡 질환을 예방할 수가 있다. 이것 말고도 가장 중요한 사실은 강력한 발암 억제 물질들이 풍부하게 들어 있다는 것이 암예방의 원인이 된다.

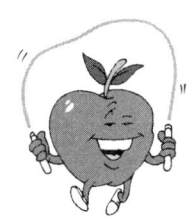

## 고전 문헌자료

❶ 성미는 서늘하고 맛은 달다(본초경)

❷ 심기를 돕고 중초비위를 보호한다(의방유치)

❸ 갈증을 멈추며 진액이 생겨나게 하는데, 삶아서 먹을 때 이 작용이 잘 나타난다(본초강목)

❹ 술과 함께 먹으면 뼈마디의 통증이 잘 멎는다(본초강목)

## 이 질

• 반 익은 사과 10개를 물 2되와 섞어 삶아 물이 1되로 줄었을 때 그 물을 되도록 자주 먹으면 된다. 설탕을 넣어서 먹어도 좋다.

## 임파선이 부어 올랐을 때

• 사과를 송두리째 으깨서 식초를 타서 바른다.

## 위장허약, 식체, 구토설사, 변비

• 사과를 껍질째 얇게 썰어 20도의 식염수에 6~7시간 담궜다가 꺼내서 찧어서 즙을 낸다. 이것을 매일 수시로 100g씩 마시면 효과가 있다. 보통 건강한 사람이라 하더라도 1회 반 컵씩 마시면 위장을 조성하고 식체를 제거하게 된다. 이외에도 통변이 원활하게 이루어진다. 위에서도 잠시 언급하였거니와 사과는 남성이 먹으면 건강해 지고 여성이 먹으면 아름다워 진다고 할 수가 있다.

사과 안에는 풍부한 산(酸)과 사과철(鐵)을 함유하고 있기 때문이다. 이것이 신진대사를 촉진시키고 피부에 윤택을 주며 암 예방의 효과를 주는 필수조건이 된다고 본다. 우리가 잘 알고 있는 정장과 식체 제거의 양약중에 제일가는 양약이라고 할 수가 있다.

## 잠이 잘 안올 때와 두통이 있을 때

• 식후마다 사과 1개를 껍질째 오래 씹어 먹으면 효과가 있다. 그러나 껍질은 농약이 묻어 있으므로 깨끗하게 씻어서 먹지 않으면 안된다.

## 변비

• 사과를 먹는 사람에게 변비란 있을 수가 없다. 식후마다 찐 사과 1
개씩을 먹으면 좋다. 찌는 방법은 사과 꼭지를 오린 다음 속에 있는
씨 같은 것을 긁어내고 그 안에 설탕이나 꿀을 가득 채운 뒤 뚜껑을
덥고 이쑤시개로 움직이지 못하게 찔러 놓는다. 그런 후 사과를 찜
통에 넣어 30~40분간 찐다. 이것을 1개 다 먹지 못하면 반으로 줄여
도 좋다. 이 찐 사과를 냉장고 안에 넣어 두고 수시로 꺼내 한 숟가
락씩 먹어도 좋다.

## 회충, 십이지장충, 요충

• 동쪽으로 향한 사과나무 뿌리를 몇 개 노랗게 볶아서 가루로 만든
다. 이것을 어른은 2돈중(7.5g) 뜨거운 술을 타서 먹고, 어린이는 온
수로 1돈중(3.5g)을 물로 마시게 한다.

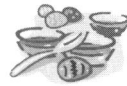 ※ 사과즙

소화를 촉진시킨다. 그래서 식후 '디저트'로 가장 많이 먹는 것이
이 사과 디저트다. 급성장염, 고혈압, 병후 회복, 변비, 두통 등에 효
과적이다. 취침 전에 1컵씩 마시면 다음 날 아침에 기분이 상쾌하다.

　　사과 ⋯⋯⋯⋯⋯⋯⋯⋯⋯⋯⋯ 400g(1회 분량)

생즙을 아침 공복시에 1컵씩 마신다. 당근 생즙을 조금 감미하면 더
욱 좋다.

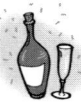 ※ 사과술 만드는 법

사과는 완숙되기 직전 약간 푸른 듯한 것이 좋다고 할 수 있다. 즉
신선하고도 깊은 맛을 얻을 수 있기 때문이다. 큰 사과는 2~3개(작
은 것이 더욱 좋다. 8개 정도), 소주 1.8ℓ 깨끗이 씻어 물기를

빼고 잘 닦아 사과를 4쪽이나 8쪽으로 자른다. 껍질, 씨와 함께 용기 속에 넣고 2~3배, 즉 1.8ℓ의 소주를 부어서 밀폐하여 서늘한 곳에 저장을 한다.

3개월 쯤 후에 찌꺼기를 고운 망에 받쳐 걸러내고, 한번 더 깨끗한 헝겊에 받쳐 주둥이가 좁은 병으로 옮긴다. 그리고 서늘한 곳에 잘 보관을 한다. 이 사과주를 마실 때 산미는 없으나 대신에 향기가 있으며 감미롭다고 할 수가 있다. 그러나 홍옥으로 만든 술은 산미, 단맛, 향기 등이 모두 좋다. 그냥 마셔도 좋고 설탕, 꿀을 감미해서 마셔도 좋다.

감미는 주로 과당·포도당·자당 등이, 산미는 주석산 (酒石酸)·방향성 (芳香性)·유기산 (有機酸) 등이 함유되어 있으므로 건강 유지에 아주 적합하다고 할 수가 있다. 그뿐만 아니라 식욕 증진, 피로 회복에 그 효과가 클 뿐만 아니라 비타민 C가 풍부하여 여름에 햇볕에 타는 것을 방지해 주고, 급성 장카다르나 변비 등에 효과가 있다.

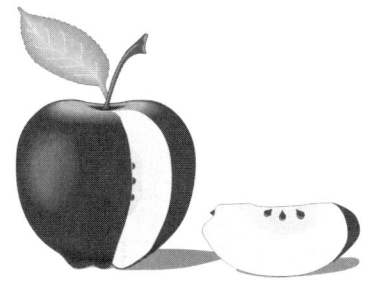

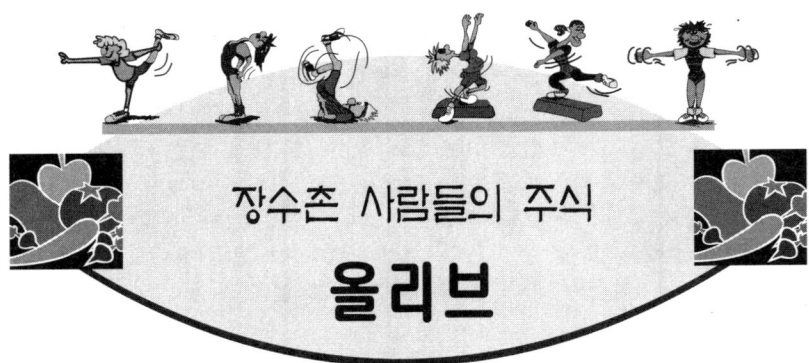

장수촌 사람들의 주식
# 올리브

올리브의 과일은 그리 많지 않다. 주로 수입하고 있기 때문이다. 우리 나라에서 올리브가 각광을 받기 시작한 것은 6.25 이후라고 할 수 있다.

근래에 과학자들이 심장병 및 암 질환의 사망환자들을 연구하다보니 '클레타 섬' 사람들이 세계에서 가장 오래산다고 하는 것을 알게 되었다. 그래서 이 섬 사람들을 예리하게 분석해 보니 올리브유를 많이 먹는다고 하는 사실을 알게 되었다. 또한 심장과 암 환자도 이 섬 사람들이 제일 적다는 사실도 알게 되었다. 이것이 다 올리브를 많이 섭취했기 때문이라는 결론이 나왔다. 이 클레타 섬 사람들은 이탈리아, 그리스 등과 함께 섭취량이 최고치에 달하고 있다고 한다.

이 올리브는 물푸레나무과의 상록 교목으로서 키는 5m~10m 까지 크는 대체로 큰 나무다. 열매는 길고둥근 모양의 암녹색으로 익는다. 올리브 과일로 짠 기름은 약용, 식용, 비누 등을 만드는 원료로 주로 사용되고 있다. 지중해 연안과 아메리카에 많이 재배 생산되고 있다. 중년 남성 2,500명을 대상으로 조사한 결과 올리브유를 섭취하는 사람들은 대부분 심장질환이 적고 다른 질병에도 잘 걸리지 않아서 사망률이 대단히 낮았다.

올리브가 인체의 혈액에도 좋은 영향을 끼치는데 우선 혈액의 응고를 막아주는 것이 특징이다. 그래서 심장발작과 뇌졸중증 예방을 하기 위해서 이 올리브유를 권하는 의사가 많다고 한다. 이탈리아의 의료진은 심장수술을 받은 환자의 회복을 돕기 위해 하루에 큰 숟가락 4~5분량의 올리브유를 섭취한 바 있다. 이러한 처방을 약 6개월간 지속하자 혈액은 맑아졌고, 심장질환 재발도 낮아졌다고 한다.

심장병 치료로 명성이 높은 미국 텍사스대학 건강관리센터 의료진들은 올리브유에 함유된 불포화지방이 혈중 콜레스테롤치를 현저하게 낮추어 주는 동시에 HDL과 LDL의 비율도 현저하게 개선시켜 준다고 하는 사실도 확인되었다. 그뿐만 아니라 미국의 중년 남녀에게 올리브유를 섭취시켰더니 혈중 콜레스테롤치가 13% 정도 내려가며, 이 중 LDL치는 21%나 낮아 지는 것이 밝혀졌다. 그렇다면 올리브유는 인체 내에서 어떻게 작용하고 있는 것인가? 이 올리브유의 비밀은 바로 '일가불포화지방'에 있다. 이 물질은 그간 혈액정화에 좋다라고 평가 받아 온 불포화지방의 식물성 기름보다 효과가 높다는 사실이 알려졌다.

식물성 기름은 인체에 좋은 HDL과 해로운 LDL의 수치를 모두 감소시키기 때문이다. 그러나 올리브는 콜레스테롤치는 낮추기는 하지만 HDL의 수치가 떨어지지는 않는다. 다만 LDL과 HDL의 비율을 역전시켜 주는 것이다. 물론 심장에 좋은 것 임에는 틀림이 없다. 하지만 올리브에는 이같은 특성 외에 심장에 좋은 유익한 성분들이 많이 들어 있다고 추정을 하고 있다.

　이같은 성분들은 인체에 유리한 항심작용을 한다. 가장 특징적인 기능은 항응혈작용이라 할 수가 있다. 다시 말하면 혈액점도를 낮추어 줌으로서 신체의 혈액 흐름을 용이하게 하여 주므로서 혈전의 위험도를 낮추어 주게 되는 것이다. 이탈리아 밀라노대학의 연구팀들은 올리브유에서 발견된 몇몇 고지방이 이 콜레스테롤로부터 몸을 지켜준다고 하는 사실을 알아냈다고 한다. 큰 숟가락 한 개 분량의 올리브유를 먹으면 달걀 2개 분량의 콜레스테롤을 상쇄한다라고 한다.

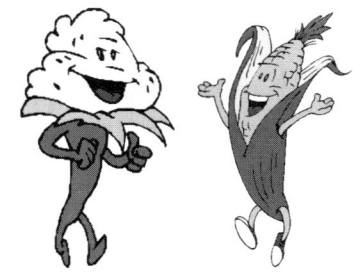

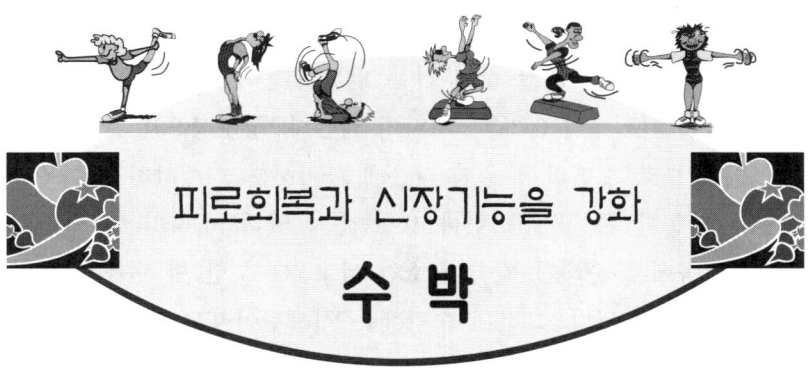

# 피로회복과 신장기능을 강화
# 수 박

수박이라 하면 우리 나라 여름 과일중 최고로 친다. 성질은 첫째 차고 달며 담담하고, 둘째는 독이 없는 것이 특징이다. 수박은 찬 것이므로 더위와 갈증을 풀어주는데 매우 효과가 있다. 그러나 위에서도 말했다시피 한냉한 성질의 과일이므로 너무 지나치게 먹거나 아니면 위가 약한 사람은 많이 먹는 것을 삼가는 것이 좋다.

더운 아프리카 지역이 원산인데 약 300여년 전에 중국을 거쳐 우리나라에 들어 왔다고 하여 서과(西瓜) 즉 서쪽에서 들어온 과일이라는 뜻을 가지고 있다. 우리 흔히 수박이라고 부르는 것은 박같이 생긴 과일이 물이 많다고 하여 수박이라 부르게 되었다고 하는 이도 있다.

수박은 여름의 무더위 속에서 우리의 갈증을 풀어 주며 서늘한 기운을 주어 더위를 쫓아주는 과일로 꼽히고 있다. 박과에 속하는 일년생의 덩굴풀에 속한다. 꽃은 자웅동주로 담황색 꽃을 피우게 되는데 보통 줄기의 7~9마디에 암꽃이 달린다. 뿌리가 덩굴보다 길게 뻗고 씨는 검거나 붉다.

우리 속담에 '수박 겉 핥기'라는 말도 있는데 껍질이 많아서 먹을 수 있는 가식부가 60%에 지나지 않는다. 성분상으로 보면 대부분 수분이므로 소변의 양을 늘리는데 불가하다고 생각하기 쉬우나 질좋은 당분이 큰 구실을 한다고 할 수가 있다. 우리가 먹는 단백질은 몸 속에서 분해가 되어 요소가 되고, 다시 한 번 변해서 소변으로 배출하게 된다. 그런데 수박에는 시트린이라고 하는 특수 성분이 들어 있어서 단백질 요소로 변하기도 하고 소변 배출 과정을 도와주어서 이뇨 효과가 큰 것으로 되어 있다. 그러므로 무엇보다 신장에 유효하다. 그뿐만 아니라 수박 속의 당분은 대부분 몸에 포도당이 쉽사리 흡수되어 피로회복에 큰 역할을 한다. 소변량이 커지면서 부기도 가시고 당분이 흡수되었으므로 피로가 곧 회복이 된다. 그래서 해열 해독 작용에도 특이한 역할을 한다라고 할 수가 있다. 여름날 일사병 같은 병에 걸린 사람이 먹으면 곧 쉽게 회복이 된다. 그리고 또 수박의 씨는 단백질 18.9%, 지방 27.4%, 당질 41.6%나 들어 있고 무기질과 비타민 B 등이 많이 들어 있는 식품이기도 하다. 중국의 요리에서는 수박씨를 넣은 요리가 훌륭하다고 한다.

### 허리를 삐었을 때

• 일명 디스크라 불리는 이 병은 장년기 이후의 사람에게 많이 있다. 무거운 물건을 들어 올리다가 허리를 삐거나 세수를 하려고 허리를 굽히는 순간 뜨끔하더니 그 후부터 허리를 쓰지 못하고 다리까지 땡겨 호소하는 사람들이 많다. 이런 증세를 추간판 탈출증이라고도 한다.

수박 껍질 말린 가루 ············· 3돈중 (약 12g)

- 소금과 술을 약간 섞은 물로 껍질의 가루를 풀어 하루 3차례 먹으면 낫는다.

## 수박을 먹고 배가 꺼지지 않을 때

- 수박 껍질을 말려 태워가지고 가루로 만들어 입안에 자주 바르고 양 치질을 해서 삼키면 내려간다.

## 혈 리 (血痢)

- 수박을 많이 먹으면 곧 낫는다. 수박이 없을 때에는 수박 껍질을 삶 아서 그 물을 마셔도 된다.

## 소변불통

- 여름에서 가을까지 수박을 그대로 쪼개서 소금을 약간 섞는다. 그런 다음 즙을 만들어 하루 세번씩 식간마다 한 잔씩 마시면 된다.

## 폐결핵, 기관지염 해수

- 기침은 대개 감기 기침이 흔한 것이나 오래되면 기관지염 혹은 만성 기관지염이 되고 가래를 동반한 기침이 생길때는 폐결핵을 의심해 볼 필요가 있다. 근간에는 의학의 발달에 의해서 흉부의 X-ray만 찍 어 봐도 이를 알 수가 있다.

수박 씨 ························· 3돈중 (12g)
백빙탕 ························· 1돈중 (3.75g)

- 함께 으깨어 끓인 물 한 컵을 복용한다. 1일 3~5회 만들어 1개월간 계속하면 효과가 대단히 좋게 나타난다. 기침 예방에도 효과가 있다 고 할 수가 있다.

## 토혈 및 하혈 (下血)

- 피를 토한다라고 하는 증상은 결핵으로 볼 수도 있겠으나 결핵은 그 리 많은 양은 아니다. 이와는 반대로 위궤양이나 십이지장 궤양일 때는 많은 양을 토하는 경우가 있다. 특히 검푸른 자주빛 색깔의 양

이 엄청날 때가 있다. 다음은 하혈인데 주로 십이지장 궤양이나 장 카다르, 내치질 일때 출혈이 있다.

수박 씨 ································· 1컵
물 ································· 2사발

• 이것을 넣고 달여서 한 사발이 되면 마신다. 토혈은 식후에, 하혈은 식전에 복용하는 것이 좋다. 중환자는 매일 3회 가량 마시면 된다.

## 신장염 혹은 수종증 (水腫症)

• 우리나라 사람의 병으로는 간장병 다음으로 많은 병이 신장병이라 할 수가 있다. 특히 남성보다 여성의 경우가 많은데 중년기 이후 많은 여성이 신우신염 (腎盂腎炎)을 앓고 있다. 이는 대게 오줌줄기에 세균이 들어가 염증을 일으키는 상태에서 시작하여 결국은 신장염을 앓는 경우가 많다. 그리고 수종증 역시 물혹을 의미하는데 신장 부위에 염증이 있어서 생긴 병이다.

수박 (껍질) ················· 40g
백모근 (白茅根) ············· 60g
물 ····························· 4000cc

를 달여서 반이 되면 (1회분) 매일 3회 따근한 물로 복용한다. 차 마시듯 마시면 되는데 신장염, 방광염, 간담염, 황달병, 더위 먹었을 때 유효하다.

## 대변이 굳고 변비일 때

• 수박을 많이 먹으면 된다. 특히 껍질 삶은 물을 마시면 된다. 수박은 위에서 말했듯이 냉한 성질을 가지고 있으므로 더위와 갈증을 해소해 준다. 그러나 성질이 한랭하므로 비위가 약한 사람에게는 적합하지 않다.

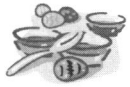 ※ 수박즙

생즙은 신장병, 각기, 부종 등에 좋다. 그러나 생즙을 너무 많이 마시면 좋지 않다. 수박의 붉은 빛의 색소는 리코펜과 카로틴의 혼합물이며 비타민 A, B가 다량 함유되어 있다. 아침 공복시에 1컵씩 마신다.

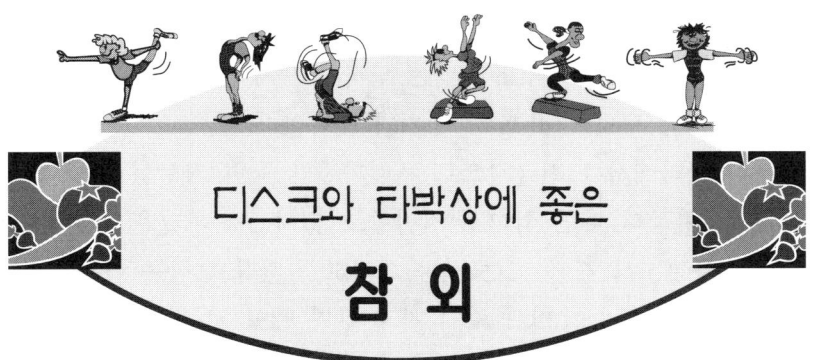

# 디스크와 타박상에 좋은
# 참 외

첨과(話瓜)라고 불리워지는 참외는 우리 주변에서 쉽게 접할 수 있는 과일 중 하나이다. 특히 수박과 함께 1년생 밭에 심는 과일로 박과에 속하는데 원산지는 인도라고 한다. 그러한 참외가 이집트로 들어가 유럽 일대에서는 멜론으로 통용되고 있다. 중국, 일본, 한국 등 특히 동양일대에서는 주로 여름에 따는 과일로 되어 있다.

가시가 있는 줄기가 땅 위에 덩쿨손을 내려 뻗어나가고, 잎은 각 마디에 어긋나고, 털이 있는 긴 앞 자루가 있는데 거의 심장 모양이거나 손바닥 모양으로 갈라져 있다. 이것을 상장(常掌) 모양이라고 하는데 손바닥처럼 생겼다고하여 붙혀진 이름이다. 잎의 가장자리에는 톱니처럼 되어 있다. 암수 한 그루에서 여름에 흡사 대롱 모양의 단성화(單性化)가 잎 겨드랑이에 피게 된다. 꽃 뒤에 둥근 모양의 열매를 맺게 되는데 이것이 참외다. 이 액과는 수박보다는 적으나 길쭉하고 상당히 크다. 겉면은 반질 반질하고 황색, 황록색 혹은 백색, 녹색으로 익고 안에는 납작한 씨가 500여개 이상 들어 있다. 열매는 단맛이 있고 그 향기가 독특하다.

우리 나라에서는 전국적으로 재배되지만 특히 경부선 성환역이 있는 '성환참외' 하면 최고로 알아주고 있다. 이 과일은 참외라고 하는 이름말고도 감과 또는 진과 그리고 참과라고 하는 이름도 있다. 참외의 성질은 수박과 같이 차고 달며 독이 없는 것이 다른 과일과 다르다. 속설로 참외는 여름에 많이 먹으면 이질에 걸린다는 말이 있으나 그것은 다 헛 소문에 불과하다. 이 중에서도 참외 씨와 참외 꼭지는 약용으로 유명하다. 대부분 간질정신병, 악성병종에 많이 이용된다. 금기 사항으로는 참외를 땅콩과 함께 먹으면 안된다. 그것은 참외의 찬 성질과 땅콩의 기름기가 합치면 어떻게 될까 하는 것은 짐작이 갈 것이다.

### 풍습, 요퇴동통 (디스크)

• 디스크에 걸렸을 때는 무엇보다 앉는 자세가 중요한데 안락의자나 아니면 자동차를 운전할 때 앉은 자세가 좋다. 또 물건을 들어 올릴 때 무릎을 펴고 허리를 펴서는 아니된다. 자세를 낮추고 무릎을 구부려 들어 올리는 것이 허리에 부담이 되는 것이다. 또 학교에서 학생들이 책상에 앉을 때 자세를 바로 하지 않으면 이같은 증세가 나타나기 쉬워지는 것이다. 한방에서 말하는 풍습은 습한 땅의 기운으로 뼈 마디가 저리고 아픈 것을 의미한다.

참외씨 ................................. 1근 (600g)
술 다섯 근 .......................... (3kg)

을 담가 10일이 지난 후에 참외 씨를 말려 가루로 만들어 매일 식후 30분에 1회분 2돈중 (75g)을 술과 온수에 타서 마신다.

## 위염, 대장염, 하농혈, 복종(復腫)이 있을 때

      참외씨 닷 돈중 ····················· 19g
      당귀(볶은 것) ····················· 19g
      뱀 허물벗은 껍질 ················· 3.75g (1돈중)

을 두 첩에 재탕 1회, 모두 세 번 식간마다 복용. 이 처방은 급·만성 맹장염에도 효과가 있다.

### 정신분열증(精神分裂症)

• 생존경쟁이 치열함에 있어서 언제나 정신적 스트레스를 받고 살아야 하는 것이 오늘의 현실이다. 그러므로 21세기의 과학문명 세대에 있어서는 더욱 더 이 정신질환 환자가 많을 것이라는 전망이다. 발병은 갑자기 일어난다고 할 수도 있지만 단계적으로 언제인가 모르게 서서히 진행해 오는 수가 많다. 공통된 증세로서는 감정의 둔화와 외부와 융합 조화를 잃어버린다는 사실이다. 다시말해서 외부와의 교습을 싫어하고 자기 자신 혼자만으로 살려고 하는 일종의 자폐증과 흡사하다고 할 수가 있다.

      참외 꼭지 ····················· 3.75g (1돈중)

을 1회 복용하면 가래가 나오고 곧 깨어난다.

### 대변불통, 변비

• 참외 꼭지 7개를 가루로 만들어 탈지면으로 잘 싸서 참기름에 찍어 항문에 집어 넣으면 곧 통한다.

### 탈 발(脫髮)

• 머리카락이 빠지는 것을 의미한다. 현대사회에서 갑자기 이런 환자가 많아졌다고 한다. 스트레스와 영양상태를 그 원인으로 보고 있다.
• 참외 잎을 찧어 즙을 내어 바르면 머리도 빠지지 않고 다시 돋아난다.

## 타박상으로 피멍이 들고 뭉쳐있는 상태

• 참외 잎을 말려 가루로 만들어 따근한 술에 2~3돈중 (7.5~12g) 을 타서 1일 3회 식간에 복용한다.

## 비염, 코속에 군살이 났을 때

• 분말을 만들어 솜이나 깨끗한 가제에 묻혀서 코속 안으로 밀어 넣는다. 또 양기름에 분말을 찍어 넣어도 좋다.

## 동 상 (凍傷)

• 삼베 주머니에 외꼭지를 넣어서 방망이로 두들겨 가루를 내고 이 가루를 물반죽하여 헝겊에 펴 환부에 붙이면 된다. 손발이 튼데도 좋다.

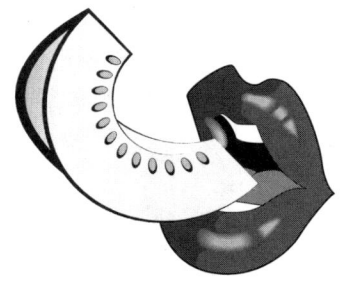

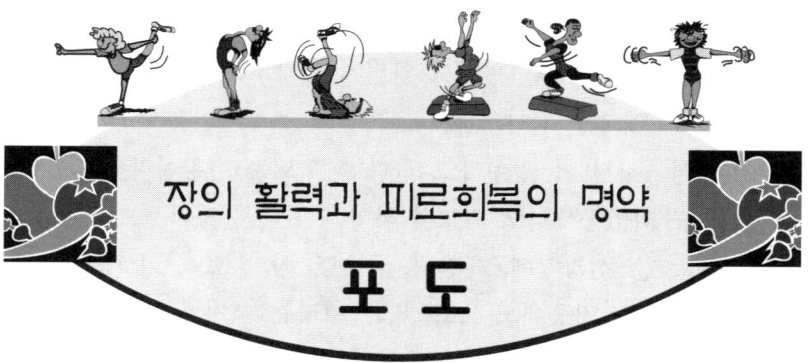

# 장의 활력과 피로회복의 명약
# 포 도

포도의 원산지는 지중해와 소아시아로 널리 알려져 있으나 확실하지는 않다. 그러나 포도가 나온 것은 여러 자료를 살펴보면 상당하게 오래 된 것을 짐작하게 한다. 왜냐하면 기원전 3천 5백년 전의 고대 이집트 벽화에 여인들이 포도주를 담는 모습이 그림으로 그려져 있을 뿐만 아니라 구약 성서(聖書)에도 이미 포도에 관한 이야기가 나온다.

포도의 재배 환경은 비가 많고 습기가 많은 것이 좋기 때문에 프랑스와 남유럽 지역이 적지로 알려져 많이 생산되고 있다. 검자주빛 색깔이 특징인데 당분이 주성분으로 되어 있다. 이 당분은 장에 흡수가 잘 이루어져서 피로 회복에 큰 역할을 한다. 포도의 성분을 보면 주석산과 사과산이 0.5~1.5%, 펙틴이 0.3~1%, 고무질과 이노시톨, 탄닌 등이 함유되어 있다. 무기질로서는 칼슘, 칼리, 철분 등이 많이 들어 있어서 한마디로 알칼리 식품이라고 할 수가 있다.

포도의 겉 껍질인 검자주빛은 에니틴이라고 하는 성분인데 세균 활동 및 암 억제 역할을 한다고 알려져 있다. 그리고 충치예방에도 효과가 있는 것으로 되어 있다.

과일에서 '사과'가 왕이라고 한다면 포도는 여왕이라 할 수 있다. 그 만큼 과일중에서도 최고의 과일로 알려져 있다. 포도는 소화불량, 발열, 간, 신장장애, 폐결핵, 골수염, 암 치료 등의 예방에 좋은 효과가 있다. 시중에도 「포도요법」이라는 책자가 많이 나와 있지만, 70여년 전인 1927년 미국 의학자 립슈타인 박사의 「포도요법」이라는 책이 포도요법의 효시가 되었다.

포도에는 페놀류와 탄닌이 고농도로 들어 있어서 항세균 그리고 항종양제로 쓰여지고 있다. 캐나다 의학자들의 연구에 의하면 시험관 속에 포도와 세균을 함께 넣었더니 대단한 살균 효과가 있었다는 발표가 있었다. 그래서 살균에 있어서는 포도주스를 비롯해 건포도 그리고 포도주 모두가 탁월한 효과가 있다는 사실을 알게 되었다. 이것 말고도 소아들에게 가장 무서운 것으로 알려져 있는 소아마비를 일으키는 폴리오세균에게도 강하여 포도를 많이 먹는 아이에게는 소아마비가 걸리지 않는 것으로 되어 있다. 하지만 붉은 포도주스는 유전자 성격을 변화시킬 수 있다는 학설이 있어 주의해야 할 사항이다.

알맞게 말린 건포도는 맥주 술안주에 좋은 것으로 알려져 있다. 또한 한방에는 포도씨만을 모아서 강장제로 처방하고 있으며 포도 껍질을 따로 모아 쨈으로 만들어 먹기도 한다.

'수프를 먹은 후 포도주 한 잔 마시면 의사에서 1루불 훔친 셈이 된다.' 이 말은 러시아 속담에 있는 말이다.

인류와 함께 맨 처음 시작된 것이 있다면 매춘과 술이라고 하는 것이다. 그런 점에 있어서 포도주는 가장 오래된 약이라고 할 수가 있다. 외상치료제는 물론, 내복제 겸용으로도 사용될 수가 있는 약이라고 할 수가 있다. 고대 그리스에서는 전쟁에 나가 칼에 다친 병사에게 이 포도주를 부어 상처를 치료했다고 한다. 물론 살균을 위해서이다.

이와는 약간 다르다고 할 수가 있겠으나 고대 이집트에서는 포도주, 꿀, 양파로 내장을 치료했다고 한다. 불면증, 분만시 마취용으로도 이 포도주로 사용을 하였다. 그래서 현대인들은 고대인들의 생각이 현명했다고 감탄하고 있다.

포도주는 강력한 살균효과가 있다는 사실이다. 도수가 낮은 포도주라도 대부분의 세균을 신속하게 멸균시킨다고 알려져 있다. 그뿐만 아니라 인체에 유익한 HDL이 콜레스테롤을 증가시키므로 심장질환에도 좋다고 할 수 있다. 현대 과학은 포도주의 살균능력을 완전하게 입증을 하였다.

---

### 고전 문헌자료

❶ 성미는 평하고, 시고 단 것이 특징이다.
❷ 기운을 돕고 살찌게 하며 배고픔과 추위를 잘 견디게 한다.
❸ 오줌을 잘 나오게 하며 임질을 낮게 한다.
❹ 기혈과 근골, 비위와 폐신을 보하며 몸을 든든하게 한다.
❺ 갈증을 멈추며 배속에 들어 있는 태아를 편안하게 한다.

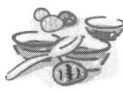

※ 포도생즙

한방에서는 포도생즙을 장기간 먹으면 비위를 강화하고 조혈(造血)

을 만들게 되므로 장수하는 약으로 알려져 있다. 그뿐만 아니라 미용 음료로는 최고라는 사실은 오래전부터 입증되어 있는 사실이다. 만들어 먹는 방법으로는 껍질과 씨를 빼고 쥬서에 넣고 갈아서 먹는다.

① 손으로 만들 때는 짓 찧어 가제로 짜서 즙을 낸다.
② 단용도 좋겠으나 다른 과일과 혼용도 좋다.

## 임 질 (淋疾)

• 생즙을 아침 공복시 한 컵씩 마신다. 벌꿀물을 타서 마셔도 된다. 이것을 '신선음료'라고 부르기도 한다.

| | |
|---|---|
| 잘 익은 포도에서 짠 즙 ·········· | 5홉 |
| 연뿌리즙 ······················· | 5홉 |
| 꿀 ···························· | 5홉 |
| 설탕 ··························· | 1홉 |

을 잘 섞어서 항아리에 넣는다. 밀봉한 채 넣어두고 매일 끓인 물과 함께 복용하면 된다.

## 태기충동 (胎氣衝動)

| | |
|---|---|
| 포도 및 건포도 ···················· | 1사발 |
| 포도나무 뿌리, 넝쿨 ·············· | 1줌 |

을 물에 삶아서 그 물을 마시면 곧 안정되고 편안해 진다.

## 구역질 혹은 구토

• 포도나무 뿌리, 포도 덩쿨 또는 그 잎을 잘게 섞어서 농즙을 만들어 마시면 낫는다.

## 신염, 신수종

• 포도의 연한 잎 한줌과 땅강아지 (꼬리 · 머리 · 날개를 뗀 것) 7마리를 함께 가루로 빻아 밖에 내다두고 밤 이슬을 맞게 한다. 그리고 햇빛에 7일간 말린다. 비가 올 때 외에는 집안에 들여 놓아서는 않된다. 볶아서 가루를 만들어 온수에 약간 풀어 매일 3차례 식간마다 5돈

중 (19g) 씩 복용을 한다. 이때 차고 매운 것은 먹어서는 안된다.

## 간질환

• 포도를 생식하면 된다.

## 홍 역

• 반발되지 않았을 때 포도를 술에 반죽해서 바로 발진을 한다.

## 머 루

• 머루는 넓은 잎을 가진 포도과의 덩굴 벗나무이다. 흔히 이것을 산 포도라고 부르는데 늦가을 서리를 맞으면 까만색으로 맛이 좋다. 포 도와 비슷하나 열매는 작다. 이 열매를 그냥 먹기도 하나, 보통은 머 루주나 아니면 머루정과를 만들어 먹는다. 열매를 말려 꿀에 잰 후 졸여서 만든 머루정과는 몸을 보호하고, 혈액순환을 좋게해서 몸을 튼튼하게 만든다. 보통 민간에서는 이 머루주를 보혈강장제로 먹고 있으며, 한방에서는 신경통과 폐결핵 그리고 자양강장제로 많이 이 용하고 있다.

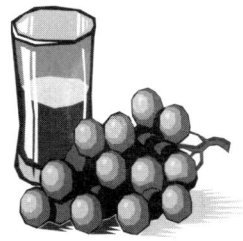

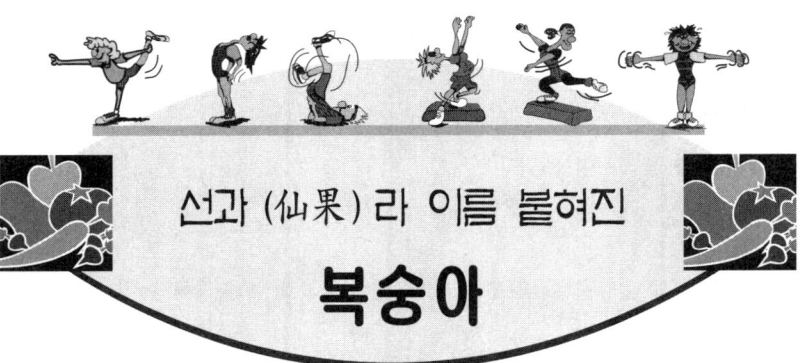

# 선과 (仙果) 라 이름 붙혀진
# 복숭아

우리가 흔히 말하는 과일중에 선과라고 불리워지는 과일이 있다. 신선이 먹는 과일이거나 아니면 천상에 있는 과일이라해서 붙혀진 이름일 것이다. 그뿐만 아니라 이 과실을 많이 먹으면 장수한다고 한다.

중국의 문장가 도연명 (陶淵明) 이 지었다는 桃花源記 무능도원 (武陵桃源) 이라는 이상향이 있다. 이곳에 봄이 오면 연분홍빛 복숭아꽃이 만발을 해서 그 경치가 천하 절색이기에 신선들만 모여 산다는 곳이다. 이같이 복숭아는 과일 중 이상향으로 알려진 과일이다. 과학적으로 복숭아의 성분을 분석해보면 다른 과일에서 찾아볼 수가 없는 비타민 A가 10배나 들어 있다고 하니 과연 알만하다.

복숭아는 중국이 원산이라고 하는데 주로 한국, 일본, 중국 등지에서 많이 나고 있다. 일본에서도 복숭아를 신성시하고 있는데 모모다로라고 하는 힘센 심부름꾼이 이 복숭아 안에서 태어났다라는 전설이 있다. 봄에 흰빛 혹은 엷은 분홍빛의 다섯 잎꽃이 겨드랑이에 한 개 또는 두 개씩 잎보다 먼저 피면서 꽃이 떨어진 후에 열매를 맺는다. 복숭아는 여름인 7~8월에 먹게 되는데 한방에서는 복숭아를 혈약(血藥)이라 하고 있다.

복숭아는 크게 두 종류로 나누게 되는데 백도와 황도라고 한다. 백도는 익으면 주로 물이 많고 황도는 이와는 반대로 단단하다고 할 수가 있다. 그뿐만 아니라 복숭아에는 쉽게 떨어지는 이액과와 이와는 반대로 절대 떨어지지 않는 점액과라고 하는 것이 있다. 근래에 육종의 발달로 여러 가지 복숭아가 나타나고 있지만 그래도 가장 으뜸이라고 할 수가 있는 것은 수분이 많은 수밀도(水蜜桃)라고 할 수가 있겠다. 물론 복숭아가 단 것은 당분과 주석산 그리고 사과산과 구연산이 들어 있기 때문이다. 복숭아는 과일도 중요시 되지만 잎새와 나무줄기 그리고 복숭아씨(桃仁)까지 사용되는 것으로 어느 하나 버릴 것이 없다. 복숭아와 장어는 상극이라고 할 수가 있는데 이는 물이 많은 것과 기름기 많은 것이 합쳐지면 자연 설사를 하기 마련이다. 그러므로 주의를 해야만 한다.

목욕물을 데울 때 복숭아 잎을 몇잎 띄워서 데우고 그 물에 목욕을 하면 땀띠가 잘 낳고 웬만한 피부병도 잘 낳는다. 그뿐만 아니라 니코틴에 중독이 된 사람이라 하더라도 복숭아를 먹으면 해독이 된다고 하는 사실이 입증되었다. 복숭아는 알카리성 식품이기 때문에 저항을 기르는데 특히 좋다고 할 수가 있다.

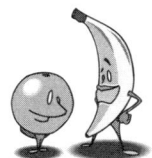

## 변 비 (대소변 불통)

　　　복숭아 꽃 ·························· 1냥중 (37.5g)
　　　술 ······························· 3돈중 (12g)

• 따뜻한 술에 타서 매일 세 차례 복용하면 된다.
　복숭아 잎으로 즙을 짜서 매일 세번 반컵씩 복용하면 된다.

　　　껍질 벗긴 복숭아씨 ··············· 3돈 (12g)
　　　소금 ·························· 약간

섞어서 노랗게 볶은 다음 소금을 제거하고 그 씨만 찧어 하루 세차
례 식후마다 복용한다..

## 비 염 (코 안이 헐었을 때)

• 복숭아 잎이나 나무가지를 찧어 콧구멍에 한동안 꽂아 놓으면 된다.

## 음도 (陰道) 에 부스럼이 나거나 아프고 가려울 때

• 복숭아 꽃이나 뿌리 (白皮) 를 찧어 탈지면에 고루 묻혀서 바르고 질
　깊이 넣어두면 치료가 된다.

## 발에 종기가 났을 때

• 복숭아 꽃이나 잎 또는 도근백피에 소금을 넣어서 찧는다. 식초를
　조금 넣어 환부에 바르면 좋다.

## 각기종창

• 복숭아나무 껍질에 식염을 넣어 삶은 물을 바르고, 복숭아 꽃 말린
　것을 가루로 만들어 따뜻한 술로 마신다. 술을 못하는 사람은 물로
　마셔도 된다. 그러나 소주 몇 방울을 섞는 것이 좋다.

## 신경통, 반신불수 및 중풍

• 신경통은 흔히 있는 것이나 중풍은 뇌졸중증이나 아니면 뇌일혈의
　후유증에서 오는 결과다. 현대의학은 이런 상태를 쉽사리 완치시키지

못한다. 가벼운 상태같으면 몰라도 심하면 후유증이 대단히 크다.

• 껍질 벗긴 복숭아씨 반되를 소주 3되에 담가 1개월 가량 놓아 둔다. 그리고 이 씨를 꺼내어 말린 후 가루로 만들어 꿀에 갠 뒤 녹두알 크기의 환을 만든다. 이것을 씨를 담갔던 술로 하루 세 차례 식간마 다 45~50알씩 복용하면 된다. 술을 마시지 못하는 사람은 술반, 물 반을 섞은 것으로 복용을 해도 된다.

## 기침, 천식, 해수 (咳嗽) 그리고 양 옆가슴이 아플 때

• 주로 기침이나 기침과 동반해서 오는 증세다. 천식일 때에도 이 같 은 증세가 올 수가 있다. 폐결핵일 때에도 두말 할 여지가 없다.

> 복숭아씨 ························· 2냥중 (75g)
> 살구씨 ························· 2냥중 (75g)

껍질을 벗겨서 찧은 다음 쌀과 섞어 죽을 끓여 매일 수시로 먹으면 된다.

> 복숭아씨 ························· 3되
> 고량주 (소주도 가능) ············· 1말

담가서 1주일이 지난후 매일 3~4차례 술잔으로 하나씩 복용한다. 도노 (挑奴-떨어지지 않고 겨울을 나무에서 지낸 복숭아)를 봄에 따 서 말린 것을 불에 태워 가루를 만들어 공복시에 따뜻한 물로 1~2 돈중씩 복용을 한다.

## 위경련, 위염, 위암, 자궁통

• 복부 전반이 아픈 것을 말한다. 위경련을 비롯하여 위암 등은 주로 상복부의 통증이라고 할 수 있겠으나 자궁통증은 주로 하복부에 있 을 것이다. 그러므로 배 전체 복부 전반이라고 할 수가 있겠다.

> 복숭아씨 (껍질 벗긴 것) ········· 1냥중 (37.5g)
> 쌀 ····························· 2홉

넣어서 묽은 죽을 끓여서 먹으면 된다.

> 복숭아씨 (껍질 벗긴 것) ········· 7알

물에 삶아서 먹거나 찧어서 온수로 복용하면 된다. 동쪽으로 향하고 있는 복숭아무 가지를 꺾어 술과 물을 반씩 섞은 것을 삶아 먹어도 된다.

## 오색대하 (五色帶下) 가 멎지 않을 때

• 오색대하란 여성들의 음도 분비물을 말하는 것이다. 즉 자궁내막염이나 아니면 경관 (頸管) 염을 말하는 것으로 일종의 세균성이다. 균이 자궁복벽이나 아니면 경관 부위에 부착하여 심한 악취와 함께 냉과 같은 대하를 솟아 내놓는 것이다.
복숭아씨 (껍질 벗긴 것)와 숯불에 태워 만든 가루 (7.5g 2돈중) 를 따뜻한 술에 타서 1일 3회 복용하면 된다. 월경이 멎지 않을 때나 복통에도 유효하다.

## 임산부의 하혈이 멎지 않을 때

• 도노 (桃奴) 를 가루로 만들어 온수로 복용하면 된다. 매일 식전마다 1회 2돈중 (7.5g)씩 2, 3회 복용을 한다.

## 산후체증 및 산후병 (産後病)

• 산후체증이란 극도로 심신이 쇠약해진 산모는 식욕을 잃어 허탈 상태에 있게 된다. 이때 자궁은 아직 수축되지 않은 채 가슴을 받들고 있어 체한 것처럼 보이는 병이다. 그리고 산후병에 가장 특징은 부종이 있다는 것이다. 이럴 때

복숭아씨 (껍질 벗긴 것) ········· 1,200 알

물에 삶아서 찧은 다음 소주 3되에 담가 병에 넣어 놓는다. 풀로 입구를 밀봉하고 물에 끓인다 (솥에 붓는 물은 병마개의 3/2 위치까지 부으면 된다). 이렇게 12시간을 끓인 후 산후에 병이 있거나 없거나 매일 한 숟가락씩 먹으면 된다.

복숭아씨 (벗긴 것) ················· 20 개
연뿌리 ······························· 1 개

삶아서 매일 세 번씩 먹으면 된다. 자주 마시면 모든 어혈(瘀血)을 제거하게 된다.

## 산후음부 소양증

• 복숭아씨를 많이 찧어 참기름으로 개어서 깨끗하게 소독된 탈지면에 얇게 고루고루 묻혀 질 내에 밀어 넣고 밤낮으로 바꾸어주면 된다.

## 산후의 음종통(陰腫痛)

• 복숭아씨를 숯불에 까맣게 태워 가루를 만든 후 참기름에 개어서 바르면 된다.

## 남성의 음종통, 소양증 또는 습진

• 피부병에 좋다. 남성기의 음랑통 혹은 성기의 소양증 또는 습진 부위에 바르면 신기하게 낳는다.
  껍질있는 복숭아씨를 노랗게 볶아서 가루를 만들어 참기름에 개어서 바르면 된다. 습진은 가루 그대로 발라도 좋다. 한편 이 가루를 2돈중(7.5g)을 따근한 술로 세 번 먹기도 하며 바르기도 한다. 이것은 낭습종에도 유효하다. 그리고 복숭아씨 껍질을 벗긴 것을 삶은 물로 씻어도 좋다.

## 입술이 말라 갈라졌을 때

• 복숭아씨를 찧어 돼지 기름에 개어 바르면 된다.

## 기가 허하여 식은 땀을 자주 흘릴 때

| | |
|---|---|
| 도노(桃奴) ······························ | 1개 |
| 매실(梅實 : 말린 것) ············· | 2개 |
| 파뿌리 ····································· | 7개 |

끓인 물로 매일 세 차례 마시면 낫는다.

## 종기에 자주 피가 흘러 나올 때

• 복숭아 꽃과 돼지기름을 함께 찧어 바르면 된다. 마른 것은 돼지기

름이 없어도 된다.

## 머리 비듬

• 막 피려는 복숭아 꽃 봉우리를 따서 그늘에 말려 각각 같은 양으로 돼지기름을 개어서 바르면 된다. 이 약은 황수창(黃水瘡)에도 좋다. 그리고 따근한 술로 1~2돈중 (3.75g~7.5g) 씩 매일 1~2회 복용하면 더욱 좋다.

## 어깨에 신경통이 있어 고개를 돌릴 수 없고 사지가 잘 움직이지 않을 때

• 복숭아 꽃을 딴 것을 불에 뜨겁게 구어 (말리지 말것) 빨리 베게모양으로 헝겁에 싸서 몸에 감는다. 어깨는 이 자루를 붙인다. 식을 때마다 뜨거운 것으로 갈아 붙인다. 또 마른 꽃 잎이면 물에 축여 사용을 한다.

## 선 창 (癬瘡)

• 선창이란 한방에서 말하는 버짐을 두고 하는 말이다. 복숭아 잎으로 즙을 짜서 바르면 잘 낫는다. 또한 복숭아 나무껍질을 가루로 빻아 식초에 개서 바르면 된다.

## 편도선염

• 복숭아 나무 껍질을 삶은 물로 씻으면 된다. 그 물을 입에 넣어 먹으면 좋다.

## 치 질

• 복숭아 나무가지를 삶은 물로 씻으면 된다.

## 미친 개에 물렸을 때

• 병원으로 가서 광견병 주사를 맞게 되지만 복숭아 나무 껍질을 찧어

바르고 삶은 껍질은 물로 내복하면 된다. 복숭아 나무 껍질은 내백피를 말한다.

## 치근염 혹은 치통

- 치근염일 때는 볼이 붓고 욱신욱신 쑤시게 된다. 항생제와 진통제가 이용되지만 이렇게 해서도 잘 낫지 않을 때 사용해 보면 좋다.

      복숭아나무 (백피) ·················약간
      버드나무 (백피) ···················· 약간
      뽕나무 (백피) ························· 약간

함께 넣어 삶은 물을 머금고 있다가 뱉거나 양치질을 한다. 또 이 물로 부어 있는 부위에 바른다.

## 사림통, 석림통, 방광결석 혹은 담결석

- 사림 (沙淋) 이란 요로결석, 석림 (石淋) 이란 신장이나 방광결석을 의미한다. 또 방광이나 담석증 등 결석에 생긴 병을 말하는데 심하면 수술을 받게 된다.
  복숭아 나무에서 나오는 진을 대추알만한 크기로 만들어 봄과 여름에는 냉수로 복용하고 가을과 겨울에는 온수로 복용을 한다. 결석이 다 없어진 뒤에는 옥수수염 (2냥중 : 75g) 을 달여서 차를 마시듯 자주 마시면 전부 없어진다. 그러나 이 복숭아 진은 뽕나무의 가지를 태운 재에 물을 부어서 6시간 가량 담구어 두었다가 꺼내 햇볕에 말린 다음 사용을 해야만 한다.

## 외상으로 인한 출혈

- 복숭아털 (桃毛) 을 태워 그 잿가루를 환부에 문지르면 출혈이 곧 멋게 된다. 복숭아씨를 으깨여 참기름으로 고약처럼 개어 바르면 효력을 본다.

## 곽란 복통이 있을 때

- 복숭아 잎을 욕탕의 물 속에 넣어 목욕을 하고 나면 낫는다.

## 얼굴을 곱게 하려면

• 꽃을 술에 담가 복용을 하면 얼굴 빛이 좋아지며 화색이 아름다워 진다.

## 황 달 (黃疸)

• 간이 나빠진 상태를 말한다. 눈이 노랗다가 온몸이 노랗게 변한다. 그래서 황달이란 이름이 붙었다.

　　　동쪽으로 향한 복숭아 나무 뿌리 ………… 몇개

잘개 썰어서 물두종자를 붙고 반이 되도록 달인다. 이 달인물을 공복에 3~5일간 마신다.

## 장티프스

• 땀이 나지 않을 때 복숭아 잎을 달인 김이 나는 물을 침상 밑에 두고 이불을 덮어 주면 땀이 나고 곧 해열이 된다.

## 감기 몸살

• 복숭아나무 가지와 파를 함께 달여서 그 물을 마시면 감기가 낫게 된다.

 ※ 복숭아 생즙

생즙을 장기간해서 마시면 안색이 좋아지며 미용차로서 가장 적합하다고 할 수가 있다. 기침에 유효하고 속에 어혈 (瘀血) 든 사람에게 좋다고 할 수가 있다.

<만드는 방법>

싱싱한 복숭아를 골라서 물에 깨끗이 씻는다. 껍질을 벗기고 씨를 빼낸 후, 쥬서에 넣고 이것을 짜낸다. 사과즙과 벌꿀을 혼용해서 마시면 더욱 좋다.

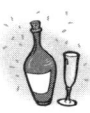 ※ 복숭아 술 만드는 법

- 복숭아는 선과 (仙果) 로서 사람에게 특히 부인들에게는 좋은 약재라 할 수 있다. 새로운 피 (血)를 공급하고 체혈 (滯血)을 떨어 뜨릴 수 있는 등 나무가지, 뿌리, 꽃, 열매에 이르기까지 약이 된다. 잘 익은 과실중 단단한 것을 골라 흠집 난 것, 상한 것, 미숙한 것은 골라내고 깨끗이 씻어 물기를 뺀다. 큰 복숭아 3개, 작은 것이면 4개, 소주 1.8ℓ. 껍질은 벗겨도 좋고 벗기지 않아도 된다. 열매를 4쪽으로 씨와 함께 용기에 넣고 뚜껑을 밀폐하여 서늘한 곳에 저장을 해 둔다. 2개월 가량 두면 익는데 이때 찌꺼기는 체에 받쳐 건져내고 주둥이가 좁은 병으로 옮겨 통풍이 잘 되는 곳에 보관을 한다.
  색은 호박색으로 은은한 향기가 있고, 색이 맑지 못하면 다시 깨끗한 마른 헌겊으로 받쳐내면 된다. 이렇게 해서 담근 복숭아 술은 몇 년이 지나도 색깔, 맛, 향기가 변함이 없다.
- 복숭아를 깎아먹은 뒤 껍질과 씨를 모아 깨끗이 씻어서 물기를 빼고 술을 만든다. 술맛의 산미를 더 강하게 느낄 수 있다. 그대로 마셔도 좋고 기호에 따라 설탕 혹은 꿀을 감미해도 무관하다. 엷은 단 맛과 신 맛이 있으므로 엷은 과실주나 혹은 신맛이 강한 레몬술, 매실주에 칵테일하면 더욱 좋고, 소다수나 아니면 콜라에 섞으면 더욱 풍미가 있다.

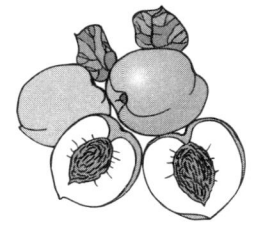

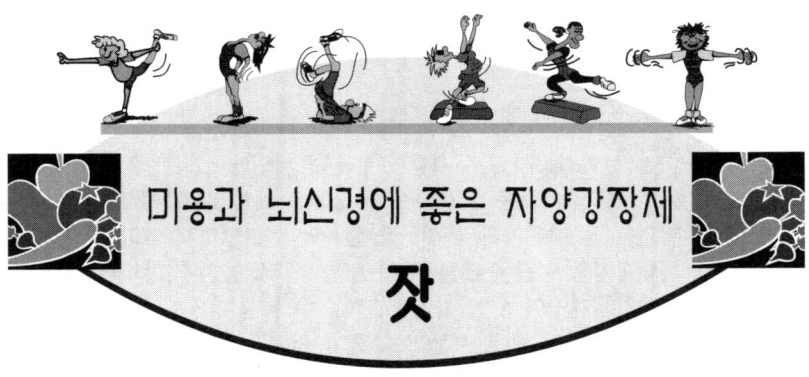

# 미용과 뇌신경에 좋은 자양강장제
## 잣

잣나무는 소나무와 흡사해서 얼핏보기에는 구분하기가 쉽지 않다.

서울 근교에서는 가평에서 생산되는 잣이 유명하다. 소나무과에 속하는 나무로서 키는 10m~30m까지 크는 큰 나무다. 잎은 바늘같이 생겼고 다섯잎씩 뭉쳐 있다. 우리나라를 비롯하여 일본, 중국, 만주, 시베리아 등지에서 주로 많이 자라고 있다. 정원수로도 심기도 하지만 산골짜기에서 잘 자란다. 목재는 가벼워서 가구 만드는 데 주로 많이 사용된다.

솔방울 같이 생긴 송이에 들어 있는 잣은 껍질이 단단하다. 그래서 그런지 잣은 기름기가 많고 맛이 아주 고소하다. 주요 약효로는 자양강장제를 꼽을 수 있는데 한마디로 정력을 강화시키고, 심기를 보양한다고 할 수 있다. 그래서 기운이 없고 식욕을 잃은 사람에게는 잣죽을 먹이면 기운이 난다고하여 예로부터 잣죽을 많이 먹었다. 정월 대보름 전날이면 잣 열두개를 바늘실에 꿰어 불을 붙여서 불이 환하고 밝은 달은 신수가 좋다고 하고, 어두운 달은 신수가 좋지 않다고 하는 장난점이 있다. 이렇게 하는 점을 가지고 '잣부점'이라고 이름해 불렀다. 불을 붙일 정도로 잣에는 기름기가 많다.

잣나무의 꽃은 5월에 암수꽃이 같은 가지에 핀다. 열매는 9~10월 사이에 익는다. 잣 송이는 어른 주먹보다 더 큰 것이 많다. 잣이라는 이름 말고 백자(栢子), 송자(松子) 혹은 해송자(海松子)라고 부르기도 한다.

앞에서도 말했듯이 잣은 기름이 대단히 많다. 100g에서 약 670칼로리 가량의 열량이 나오는 고열량 식품으로는 최고로 꼽히고 있다. 열량뿐만 아니라 비타민 B가 풍부한 것이 아주 특색이다. 호도나 땅콩보다도 많은 철분을 함유하고 있어서 빈혈환자에게는 없어서는 안될 식품이다. 하지만 어느 식품에나 장점만이 있는 것은 아니고 단점도 있는데 인이 많으며 칼슘이 적어서 알카리가 아닌 산성식품에 속한다. 그래서 잣을 먹을 때는 우유나 해초 등 칼슘이 많이 들어 있는 식품과 함께 먹으면 보완이 된다. 또 잣을 지나치게 많이 먹으면 배탈이 날 수가 있다. 그것은 기름기가 많이 함유되어 있기 때문일 것이다.

한방에서는 잣이 기운을 돋게 해주고, 풍기(風氣)을 낳게 하고 수명을 연장한다고 한다. 피를 토할 때나 코피를 흘릴 때도 효험이 있다고 한다. 이질에는 잣의 속껍질 생강을 몇쪽 넣어 달여 마시고, 기침에는 잣 30g과 호도 60g를 함께 물에 개어 먹으면 효과가 있다고 한다. 잣은 잣죽 말고도 잣엿, 잣단지, 잣박산 등 여러 가지 음식을 만들 수 있다. 특히 식은 땀을 멎게 하고, 비위를 보하며, 풍습을 제거하며, 기억력을 밝게 한다고 한다.

## 고전 문헌자료

❶ 성미는 달고 따뜻하다. 간, 폐, 대장 등에 좋다.(본초경)

❷ 기와 혈을 함께 보한다. 폐기를 도와 기침을 멈추게 하며, 내장을 따뜻하게 어루만져 주며 속을 덥혀준다.(본초경)

❸ 허한 것을 보하며, 여윈 것을 살찌게 하고 오장의 기능을 도와준다. 피부를 윤택하게 하며 풍비, 한비를 낫게 한다.(일화자본초)

## 신경쇠약, 심장허약, 원기 및 양기부족, 피부가 거치른데

• 만병의 근원은 원기가 허약해서 생겨난다고 할 수가 있다. 여기서 심장허약이나 신경쇠약 등은 두말 할 것 없이 원기 부족에서 온다고 할 수 있다. 그러므로 자연 양기부족도 따르기 마련이다. 피부가 거칠어지는 것도 같은 원인이라 할 수가 있다.

> 잣 ·········································· 1근 (600g)
> 백출가루 ······························ 반근 (300g)

잣 1근을 술에 하룻 밤 담구었다가 말려서 가루로 만들고 백출가루와 함께 환을 빚어서 매일 식전마다 30~40알씩 복용을 한다. 여기에 대추살 반근 (300g), 생지황 반근 (300g)을 가하면 더욱 좋다.

## 변비가 심할 때

• 변비는 대부분 변이 직장내에 너무 오래 머무는 동안에 대장에서 수분을 모두 흡수해 버린 결과이다. 3일 이상 변을 보지 못하면 변비라고 할 수가 있다.

같은 양의 잣과 대마인 (大麻仁)을 가루로 만들고 꿀과 식초를 개어서 환을 만들어 식전마다 30알을 온수에 먹는다.

## 장풍하혈 (腸風下血)

• 장염이나 장이 나빠져서 하혈을 계속할 때

> 잣 (깐 것) ···························· 14알

물 3~4잔을 달여서 그 반이 되면 이것을 한 번에 복용한다. 2~3회 계속하면 곧 멎는다.

## 간질 및 경풍

• 간질은 천형이라고 할 정도로 유전성인 경우가 많다. 또 뇌를 심하게 손상 당한 이후로 나타나는 수도 있고, 주로 성장 과정에서 나타나는 것을 발견할 수가 있다. 경풍은 주로 갓난 아이들에게 흔히 있다. 열이 있고 깜짝 깜짝 놀라는 증세라고 할 수가 있다.

> 잣 ……………………………… 소인은 1돈 (3.75g)
> ……………………………… 대인 2돈 (7.5g)

따뜻한 물로 먹으면 효과가 있다.

## 노화를 방지하고 피부를 윤택하게 하며 신장과 양기를 튼튼하게 할 때

• 잣 (물론 깐 것) 을 술에 하룻 밤 담구었다가 황정즙 (黃精汁) 에 하룻밤 더 담근 후 은근한 불로 볶는다. 황정즙이 마르면 이것을 꺼내서 말린 다음 잣을 매일 식전마다 21알씩 복용을 한다. 만약 이것을 백일동안 꾸준히 시행하면 그 효력이 대단히 크고 일생동안 계속하면 건강하다.

## 양기쇠약, 사지냉동 (四肢冷痛), 기혈불순 (氣血不順)

> 잣 나뭇잎 마른 것 …………… 3근 (1.8kg)
> 원지 (遠志 : 내심 뺀 것) ……… 2근 (1.2kg)
> 백복령 (白伏苓) ………………… 1근 (600g)

• 가루로 만들어 연밀로 개어서 환을 식후 30알 정도로 먹는데 음약곽주로 마시면 그만이다. 음약곽주 (陰羊藿酒) 란 산에 나는 풀로서 이 음양곽과 고량주나 소주로 담구는 술이다. 이렇게 담구어 놓았다가 7일 이후 개봉을 한다. 보통 음양곽 1근 (600g) 에 소주나 배갈 3근을 넣는다. 또 봄철에 잣나무 잎을 따서 그늘에 말려 가루로 만들어 연밀 (煉密) 에 개여 환을 만들어 식전에 30알씩을 복용하면 된다. 장복을 하면 마음이 가라 앉고, 간이 튼튼해진다. 그리고 양기를 돕고 흑발을 보하며 눈이 밝아진다. 잣나무 잎 대신에 솔잎을 사용해도 괜찮다.

## 초기 상태의 중풍 구급법 (中風救急法)

> 잣 나뭇잎 ······························· 1묶음
> 파 (흰부분과 뿌리) ················ 1묶음

• 물 2사발에 술을 약간 타서 달여서 반이 되면 이것을 매일 5~7회에 큰 숟가락으로 2개씩 복용을 한다. 중환자는 3~4 숟가락 복용하게 한다 (고혈압이나 중풍에는 술을 넣지 않는다).

## 토혈 (吐血) 그리고 하혈 (下血)

• 토혈은 대개 위궤양에서 오는 것이 많은데 위암이나, 식도 (간질환으로 인하여 식도의 정맥류가 터졌을 경우) 에서 주로 토혈하는 경우가 많다. 하혈은 새빨간 피가 섞혀 나오거나 까만 색의 대변이 나오는 것을 주로 말한다. 대체로 위나 십이지장 등의 배 윗부분에서 대변이 붉은 피가 변해서 까맣게 되고, 대장 이하에 나올 때부터는 빨간 피가 나온다. 이질이나 장염이 있을 때도 피가 설사와 함께 나올 경우가 있고 치질에서도 피는 나온다.

잣 나뭇잎 1묶음을 물 두 사발로 달여 반이 된다면 이것을 매일 세 번 식전 또는 식후마다 양껏 마신다. 매번 한 묶음씩 쓰는데 토혈은 식전에 하혈은 식후에 각각 복용하는 것이 좋다. 여기에 피화 (槐花) 반줌을 넣고 복용하면 더욱 좋다.

> 잣나무 잎 ···························· 볶은 것
> 작약 (白작약) ······················· 같은 양

가루를 만들고 이것을 매일 세 번 식전마다 따근한 물로 복용하는데 1회에 3돈중 (12g) 을 복용하면 된다. 2~3회 복용하면 효과가 나타난다.

## 소변 요혈 (小便尿血)

> 잣 나뭇잎 ················································· 약간
> 황련 (黃連: 청황련, 일황연, 모황연 모두 좋다) ······ 약간

• 같은 양을 약간 볶아서 가루를 만들어 이것을 매일 3회 식전에 술탄 물로 3돈중 (12g) 씩 복용하면 된다. 2~3회면 곧 효력이 난다.

## 월경이 멎지 않을 때

　　　잣 나뭇잎 ………………………… 약간
　　　백작약 ………………………… 약간

• 같은 양을 함께 가루로 만들고 이것을 3회 식전마다 술 또는 따근한 물로 3돈중(약 12g)씩 복용하면 된다.

## 화상(火傷: 불이나 뜨거운 물에 데였을 때)

• 화상 당한 부위를 소주에 담그거나 아니면 한지(조선 종이)를 소주에 적셔 바르고 아픔이 멎은 뒤 피부가 상한데는 생 잣나무 잎을 찧어 바르면 매우 효과가 있다. 만약 신선한 잎이 없으면 마른 것을 가루로 빻아 발라도 된다.

## 신경통(사지가 쑤시고 아플 때)

• 잣나무의 가는 가지 10근(6kg)을 한치 길이로 썰어

　　　술 ……………………………… 15근(9kg)

1개월간 담가둔 뒤에 매일 3회 식사시 술잔으로 1~2잔씩 오래 계속 복용하면 된다.

## 충 치(蟲齒)

• 잣나무 가지를 태워 가루로 만들고 이것을 충치에 바르면 된다. 매일 5~7회 발라주는데 먼저 연한 소금물로 양치질하면 신기하게 낫는다.

## 백대하( )

• 대하라고 하면 주로 여성들에게 많은 병이다. 백대하(白帶下), 황대하(黃帶下) 혹은 혈성대하(血性帶下) 등으로 말하게 된다. 부인의 성기에서 정상적으로 분비되는 분비물이 이상적으로 증가하여 외음부나 그 주변을 적시는 상태를 두고 말한다. 흔히 우리는 "냉이 흐른

다", "냉이 쳐진다"라고 하는데 이것은 출혈이나 통증과 같이 부인병에서 가장 먼저 나타나는 병중에 하나라고 할 수가 있다.

백지 (白脂) 또는 송지 (松脂) ············· 5냥중 (119g)

을 술 반되로 은근한 물에 달여 술이 다 증발하면 다시 약간의 술을 붓고 달여 녹두알 크기의 환약을 짓는다. 이것을 식전 술에 탄 물로 70~100개 복용하면 된다.

## 사지 관절통

잣나무 매듭 (혹은 소나무 매듭) ········· 20근 (12kg)

술 40근에 21일간 담궜다가 이것을 식후 1~2숟가락씩 오래 복용하면 효과가 있다. 이것은 다리에 쥐가 났을 때에도 좋다. 사지의 동통에 대단히 유효하다.

## 구완와사(입과 눈이 한쪽으로 쏠리고 비뚤어지는 증세)

• 안면신경마비라고 하는데 주로 입과 눈이 한쪽으로 쏠리게 된다. 한방에서는 이것을 풍으로 보아서 구완와사라 부른다.

청송엽 (靑松葉) ·························· 1근 (600g)

술 한 되에 2일간 담궈 두었다가 다시 온돌이나 난로 주변에서 만 하루 동안 두었다가 매일 3회 식후마다 한 컵씩 마시면 된다. 첫 컵을 먹고 나서는 땀을 내는 것이 좋다. 두번째부터는 땀을 내지 않아도 된다.

## 음낭습양(陰囊濕痒)

• 기가 허해져 음랑 밑에 땀이 생기고 가려운 증세를 나타낸다. 백엽 (白葉) 혹은 송엽 (松葉)을 많이 삶아 그 물로 부위를 자주 씻으면 된다.

## 타박상 및 동통

• 소나무의 거친 겉껍질을 태워 잿가루를 만들어 상처에 마른 것을 그대로 바르고 뿌린다. 상처없이 멍만든 경우에는 침기름으로 개어 바르면 아픔이 가신다.

## 폐결핵 효천 (哮喘), 해수 (咳嗽)

• 대부분 결핵 환자는 기침을 하기 마련인데 결핵기가 심하면 누른 피가래가 올라 오기도 한다. 또 천식일 때는 결핵과는 무관하지만 목에 가래가 끼여 호흡이 곤란한데 이것을 호전이라고 한다. 자연 해수도 겹 따르게 된다.

> 잣 ································ 1냥중 (3.75g)
> 복숭아씨 ······················ 1냥중

이것을 찧어 고약처럼 되면 연밀 반양중 (19g) 을 넣고 매일 세차례 식후마다 풀어서 먹는다.

## 백담 (白痰) 을 토하는 기침이나 천식 혹은 어린 아기 마른 기침

> 잣 (깐 것) ······················ 12알
> 백부근 (百部根) ·················· 1돈중 (3.75g)
> 마황 (麻黃 : 볶은 것) ············· 1돈중
> 껍질 벗긴 살구씨 ················· 40알

함께 가루로 만들어 설탕을 약간 섞어 대추알 정도의 환을 만든다. 소아는 이것을 3~5알, 대인은 7~10알을 입에 넣고 서서이 녹혀 먹으면 된다. 매일 5~7회면 된다.

## 불면증일 때

> 잣 (깐 것) ······················ 21알
> 호도알 ··························· 3개
> 대추 ····························· 5개

• 물 두 사발에 넣어 다려 1사발이 되면 꿀이나 설탕을 가미하여 전부 먹는다. 장복하면 잠이 잘 오고 정신이 맑아진다.

 ※ 잣잎, 솔잎 생즙

생즙은 고혈압에 좋다. 장기간 먹으면 혈압이 정상으로 유지되며 심장의 기능도 강화된다. 또 피를 맑게 해준다. 알카리성이 강해서 체

액을 중화 또는 정화시켜주는 역할이 있는 등 자연치유의 힘이 대단히 크다.

① 솔잎머리에 붙어 있는 이물질을 제거하고 물에 깨끗하게 씻은 후 적당히 잘라 믹서에 넣고 간다.

② 손으로 만들 때에는 잘게 썰어 쇠절구에 넣고 짓찧은후, 물을 조금 부어 가제로 짜서 즙을 낸다.

③ 단용분량은 약 400~500g, 혼용은 약 150~200g가 좋다.

④ 생즙은 아침 공복시에 한 컵씩 마신다.

솔잎에는 다량의 비타민 K가 함유되어 있다. 비타민 K는 지혈작용을 하는 비타민으로 널리 알려져 왔다. 이것이 부족하면 혈액의 응고력이 감소되어 출혈하기가 쉽다. K는 장내 세균에 의해 합성하며 흡수된다. 그러므로 항생물질을 복용하는 환자들일 경우 비타민 K가 많은 식품을 섭취하는 것이 필요하다. 과일에는 토마토에 많이 들어 있다고 할 수가 있다. 특히 치료에 있어서는 솔잎을 매일 씹어 먹으면 우리가 두려워하는 중풍에 걸리지 않는다고 한다. 보혈(補血), 건위(健胃), 강장(强壯), 진해(鎭咳) 등의 효과가 있고, 동맥경화증, 고혈압, 당뇨병등 이른바 성인병을 추방하는데 있어서 큰 효과를 발휘 할 수가 있다. 그리고 양기가 쇠퇴하지 않고 모든 내장병을 제거하고 독소를 풀어주는 것으로 되어 있다.

먹는 방법으로는 봄철에 소나무나 그렇지 않으면 잣나무 잎을 잘게 썰어서 이것을 식전마다 술이나 따끈한 물을 약간 넣어 2돈 중(7.5g)씩 복용을 하면 된다. 처음에는 맛이 떫어서 먹기가 힘들지만 계속 먹으면 습관이 되어 쉽게 복용할 수 있다.

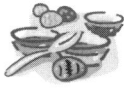
※ 잣죽 끓이는 법

| | |
|---|---|
| 잣 ·································· | 240g (두 컵) |
| 쌀 ·································· | 320kg (두 컵) |
| 물 ·································· | 쌀의 5배 |
| 소금 ································ | 죽의 1% |
| 설탕 ································ | 약간 |

① 쌀을 씻어서 물에 불린 후 풀매로 곱게 갈아서 고운 채에 받친다.
② 잣은 되도록 신선한 것을 사용하여 속껍질과 끝에 붙은 고깔까지 깨끗이 벗겨서 쌀과 같이 갈아 놓는다.
③ 잣물, 쌀물을 솥에 넣어서 흰죽과 같이 끓이고 구수해지면 소금과 설탕으로 간을 맞춘다.
④ 이때 쌀 분량에 비해서 잣의 분량이 적으면 묽고 맛이 싱거워진진다. 물도 너무 많이 잡지 않도록 하고, 풀매가 없으면 믹서에 갈아서 간단히 할 수가 있다.

※ 잣술 담그는 법

잣을 살짝 헹구어서 물기를 뺀다. 그리고 마른 행주로 잣을 고루 닦는다. 용기에 넣고 소주(燒酒)를 4배 정도로 부어 밀봉하여 냉암소에 저장을 한다. 3개월 가량 경과하면 담황색(淡黃色)의 향기가 그윽한 잣술이 된다. 알맹이는 건져서 채에 받치고 맑은 술은 다른 병으로 옮겨 보존을 한다. 그냥 마셔도 좋고 칵테일해서 먹어도 좋다. 성분은 비타민 B군이 많고 철분, 울레산과 리놀산, 리놀레인산 등의 성분과 지방산이 많이 함유되어 있다. 그러므로 피부를 윤택하게 하고, 혈압을 내리게 하며, 빈혈을 다스려준다. 그러므로 자양강장제로서 그 효능과 효과는 크다고 할 수 있다.

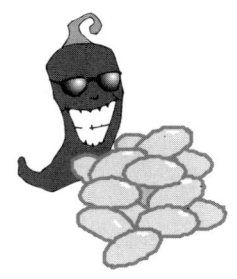

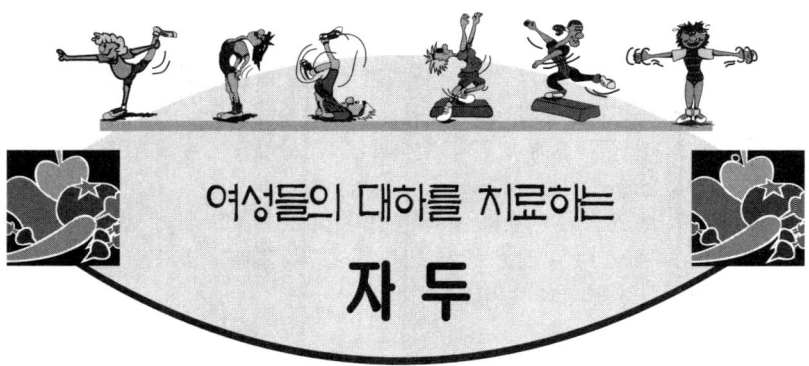

여성들의 대하를 치료하는
# 자 두

오얏 리(李)라는 글자는 자두를 의미하게 한다. 우리 속담에 「李下不正」이라는 말이 있는데 이 말은 '오얏나무 아래에서 갓을 고쳐 쓰지 않는다'는 뜻이다. 즉 남에게 의심 받을 일은 아예 하지 말라는 뜻이다. 오얏나무란 바로 자두나무를 말한다.

자두(紫桃)라고 써서 '도이(桃李)'라고 하는데 이는 복숭아와 오얏이라는 뜻이 된다. 이 도이라는 글은 또한 남을 천거한 어진 사람을 두고 이렇게 적기도 한다. 성질이 온화하고 맛은 쓰고 떫다. 또 자두는 강장약으로 사용하기도 하는데 간이 나쁜 사람이 자주 먹으면 좋다고 할 수가 있다. 자두는 오래 절여두고 먹어도 좋다. 하지만 물에 뜨는 자두를 먹어서는 안된다. 익은 것을 먹으면 이롭고 날 것을 먹으면 냉하게 된다.

위장이 무력하고 허약한 사람이 많이 먹으면 않된다. 그러나 자두즙은 여름철의 좋은 음료가 될 수가 있다. 자두즙을 만드는 방법은 잘익은 자두를 찧어 설탕에 탄다. 여기에 약간의 양주나 고량주를 붓고 다시 소다 가루를 잘 섞은 다음 냉장고 속에 넣어두고 수시로 마시면 건강에 아주 좋다. 위장이 평소 약한 사람은 따뜻하게 해서 마신다. 감미와 술은 각자의 입에 맞도록 조절하면 된다.

자두씨는 성질이 평범하고 맛은 쓰고 떫으며 독이 없다. 뿌리의 이근 백피(李根白皮)는 대단히 차고 독이 없으며 뿌리가 동쪽으로 향하고 있는 것을 외피(外皮)라고 한다. 그리고 자두꽃(李花)은 성질이 평범하고 맛은 쓰고 향기로우며 독은 없고, 잎의 성질은 평범하고 맛은 시고 달며 독은 없다. 자두교(李樹樹) 즉 나무에서 흘러나온 진은 성질이 차고 맛이 쓰며 독은 없다고 할 수가 있다.

### 충치통과 풍치통

• 입으로 먹은 음식물의 잔여물이 구강내의 세균과 작용하여 산을 형성하고 이것 때문에 치아의 표면이 용해 혹은 파괴된다.
치아는 겉 표면이 사기질로 되어 있고, 그 내부는 혈관 그리고 임파관 신경이 내포되어 있다. 풍치는 치주병으로 초기에는 아프지 않고 불편도 없으나 만성화되면 통증을 간혹 호소하게 된다. 잇몸이 충혈되고 이와 분리된 잇몸은 연한 색이 아닌 진분홍색이며, 사과나 그 밖에 과일을 먹거나 치솔질을 할 때 피가 나오게 된다.
중기에 가면 잇몸은 더욱 충혈되고 악취가 난다. 찬물, 더운물 등에 특별히 예민한데, 나중에 이를 빼야하는 경우가 된다. 자두 뿌리 껍집을 달인 물로 자주 양치질을 하면 된다. 단, 이 물을 삼켜서는 안된다.

### 복창통 (復脹痛) 이질, 대변불리 (大便不利)

- 자두나무 뿌리인 백피 (白皮)를 노랗게 볶아 삶은 후 매일 3회 식간마다 한 컵씩 복용한다. 여기서 이질에 있어서 적리 (赤痢)의 경우는 설탕을 타고, 백리 (白痢)의 경우에는 술을 타서 마신다.

### 벌이나 독충에 물려 부었을 때

- 자두씨 껍질을 그대로 찧어 바르면 된다.

### 부인들의 적, 백 대하

- 자두나무 뿌리의 백피 (白皮)를 노랗게 볶아서 삶고 이 물에 쌀을 넣어 죽을 끓여서 매일 세차례 식사때마다 한 컵씩 복용을 한다.

### 심하게 더위를 먹거나 전신 단독일 때

- 자두나무 뿌리의 백피를 삶아서 전신에 바르면 된다. 그리고 수시로 한 컵씩 매일 3차례 마신다.

### 각기, 습종 (濕腫), 양통 (痒痛)

- 자두나무 뿌리의 백피를 삶아서 약간의 소금을 넣어서 잘 씻고 그 물에 담그면 된다.

### 독창종통 (毒瘡腫痛)

- 자두 잎, 대추 잎을 찧어 즙을 내서 바르면 된다. 또 자두나무의 진을 녹여서 발라도 좋다.

### 숙취 (宿醉) 또는 위를 돕는데

- 자두 큰 것을 소금에 1주일간 절여 햇빛에 말린 다음 매일 식사때 1개씩 먹으면 된다. 또 술이 많이 취했을 때는 마른 자두를 찧어 끓인 물로 따근하게 복용하면 된다. 신선한 자두를 자주 먹으면 된다.

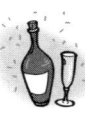 ※ 자두술 담구는 방법

자두 (오얏) 의 큰 것은 달걀만 하고, 작은 것은 앵두만 하다. 맛은 시고 달며 떫은 것이 특징이라고 할 수가 있다. 이것이 익게 되면 자주색, 젓색, 황색 등이 된다. 잘 익고 단단한 과실을 깨끗이 씻은 후 물기를 닦아내고 상한 것은 골라낸다. 오얏 500~600g (큰 것은 6개, 작은 것은 9개) 소주 1.8ℓ를 먼저 과실을 용기에 넣고 소주를 붓는다. 밀봉하여 서늘한 곳에 저장을 한다. 약 4개월 후에 마실 수 있으나 알맹이는 그대로 두고 사용하는것이 더욱 좋다. 덜 익은 과실로 만들면 떫은 맛과 신맛이 강한 술이 되어 풍미를 느낄 수가 없다. 또 어떤이는 말린 오얏으로 과실주를 담기도 하지만 이것은 적합하지가 않다.

이 술을 마실 때는 산미 (酸味) 가 강하므로 설탕이나 꿀 등을 감미해서 마시면 좋다. 여기서 산미는 대체로 능금산과 구연산이 함유되어 있어서 그런 것이다. 감미는 과당이므로 피로회복에 좋고, 식욕증진에 효과가 있다. 또 잠이 잘오지 아니하는 불면증 환자에게 잠을 잘 자게 해 준다.

씨 (종자) 에는 아미구다린이라고 하는 성분이 들어 있어서 씨도 함께 넣는 것이 좋다. 이 오얏 씨는 얼굴의 검은 점과 기미를 없애주고 꿀과 함께 먹으면 오장 (五臟) 을 튼튼하게 해 준다고 할 수가 있다.

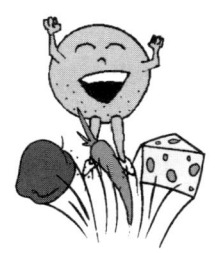

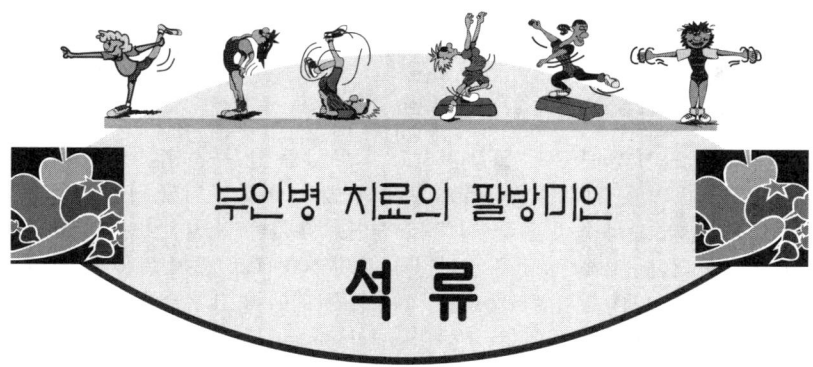

부인병 치료의 팔방미인
## 석 류

석류나무는 도시의 정원이나 아니면 시골의 담 안밖에 주로 심는다. 특히 이 나무에는 가시와 같은 것이 달려 있어서 울담을 겸해서 장독대 옆에 많이 심는다. 높이는 3~4m까지 자라는 석류과 나무의 활엽소 교목이다.

잎새는 긴 타원형으로 도란형이라고도 한다. 6월에 짙은 동홍색의 꽃이 가지 끝이나 잎새 옆구리에 핀다. 핵과인 과실은 직경이 6cm가량이나 되며, 아이들이 가지고 노는 공만하게 자란다. 그 모습이 시골의 장구통처럼 생겼다. 과피는 아주 두껍고 대체로 황색이고 과피에 얼룩이 져서 깨끗하지 않다. 10월에 석류가 익으면 저절로 과피가 터져서 내부가 드러나 보이게 되는데 담홍색의 투명한 씨가 보인다. 깨끗하고 나란히 하는 이빨처럼 혹은 옥수수 알처럼 다닥다닥 붙어 있어서 보기만해도 깨끗하고 정갈하다.

석류의 원산지는 인도의 북부지역이다. 그러나 페르시아로 건너가 지금은 주로 아열대 지방에서 재배되고 있다고 한다. 우리나라에서는 주로 중부 일원과 남부 일원에 많이 생산되고 있다.

성질이 온화하고 맛은 떫고 시고 달며 독은 없다. 석류는 과일만 사용하는 것이 아니고 뿌리도 사용되는데 약용으로 사용할 때는 껍질을 쌀뜨물에 담갔다가 햇볕에 건조시키고 열매는 껍질이 터지기 전에 햇볕에 건조시키는 것이 약용에 좋다. 특히 석류는 씨가 많은 과일로서 식용이나 관상용으로 좋으며 약효 또한 훌륭하다. 설사나 또는 이질병, 유정(遺精) 그리고 여성의 대하(帶下) 등의 치료에 쓰인다. 주의해야 할 일은 날 것을 많이 먹으면 치아를 상하기 쉽다. 이것을 볶아서 먹으면 강정(强精)이 된다.

### 편도선염, 인후염 및 인후카다르

- 편도선염은 과로, 감기, 기후의 변화 등이 원인이 되어 편도에 포도상 구균이나 연쇄상구균 등의 세균감염이 원인이라고 할 수가 있다. 주로 어린이나 청소년들에게 많이 걸린다. 먼저 열이나고 두통과 함께 정신의 권태감이 있고, 열이 38~40℃까지 오르면서 목이 아프다.
- 열매를 쌀 속에 넣어 두었다가 꺼내 즙을 내여 먹으면 낳는다.

### 적·백대하

- 평소 여성의 성기에는 분부물이 나와 질을 촉촉하게 적신다. '대하증'이란 여성의 생리 현상이 변해서 나타나는 증세인데, 액체 분비물이 많아지거나 아니면 적색 혹은 백색이나 무색 등의 분비물이 흐르는 것을 말한다.
  대하증 중에서 보통 임산부의 백색대하나 무색대하는 그리 신경을 쓰지 않아도 괜찮으나 황적색 대하에 심한 악취가 나면 서둘러 치료하지 않으면 않된다. 그 원인은 여러 가지 이유가 있겠으나 보통 세균의 감염에서 오는 경우가 많다. 임균에 감염되었거나 아니면 에이

즈 같은 무서운 병도 상상해 볼 수가 있으므로 서둘러 치료하지 않으면 안된다.

석류 (껍질 반근을 태운 가루) ················ 3돈중 (12g)

매번 3돈중을 1일 3회 식전에 복용한다. 단 석류 껍질을 벗길 때 생철 (生鐵) 칼을 사용해서는 않되며 죽도를 사용하는 것이 좋다. 벗긴 껍질을 하룻 밤 물에 담궈 놓았다가 꺼내 사용한다.

석류 꽃 ······························ (약간)

차로서 달여서 계속 마시면 효과가 있다.

석류 껍질 (1회) ····················· 20g

물 한 사발로 달여서 공복 때 마시는데, 매일 3회씩 3~4회 식간에 복용하면 효과가 있다.

석류 꽃을 응달에 말려 목욕물에 풀고 몸을 30분 정도 따뜻하게 담그고 난 후 휴식을 취하면 효과가 있다.

## 여성의 경도 불통

• 경도 불통이라고 하면 여러 원인이 있겠으나 여성 호르몬 (에스트로겐) 이상에서 통경 안되거나 임신일 때 월경이 나오지 않는다. 소파수술이 없었던 시절에는 이 석류로 통경시켜 보려고 애쓴 일이 있었다. 석류나무의 뿌리 (동쪽으로 뻗은 것) 를 잘라 볶아 말린 다음 다시 물을 넣어 농즙을 만든다. 1일 3회 식전마다 한 컵씩 먹으면 통경한다.

## 각종 화상

• 참기름에 석류를 넣으면 녹는다. 이것을 화상에 바르면 낫는다.

## 식채, 곽란

• 열매 속의 씨를 설탕과 함께 절여두면 술이 되는데 식채뿐만 아니라 곽란에 효과가 크다.

## 회충 및 촌충

• 뿌리를 그늘에 말려서 썰어 한 줌을 2홉 정도의 물에 넣어 달여 1
홉을 만들어 마시면 된다.

## 토혈, 비출혈 (鼻出血)

석류 꽃 ················· 2개

• 물에 삶아서 그 물을 마시면 낫는다. 석류 꽃을 구워서 말린 다음 이
것을 부드럽게 갈아서 가루를 솜에 묻혀 코속에 넣으면 곧 비출혈이
멈추게 된다. 이 가루를 온수로 3돈중 (12g) 을 복용해도 된다.

## 외상 출혈의 지혈

석류 꽃 마른 것 ············· 반근 (300g)
생석회 (生石灰) ············· 반근 (300g)

• 물로 반죽해 그늘에 말렸다가 가루를 만들어 상처에 조금씩 뿌리거
나 바르면 된다.

## 조루증, 몽정, 유정

• 석류 껍질을 노랗게 구워서 부드럽게 가루로 만든다. 이것을 1회
12g 아침 저녁으로 복용하면 된다. 2회중 한 번 소금을 약간 넣고
또 한 번은 술을 넣어 마시면 된다.

## 디스크 및 사지마비 무력 (四肢麻痺 無力)

• 허리를 무리하게 비틀거나 무리한 힘을 주면 압력이 가해져 허리의
제 4, 5 요추 사이에 있는 추간판 (연골) 이 뒤로 미끄러져 튀어나와
아래 다리까지 저리고 통증을 준다. 이 같은 현상을 좌골신경통이라
고 하나 원인은 디스크에 있다.

석류 껍질 및 동쪽을 향한 뿌리 껍질 ······· 3근 (1.8kg)
술 (30~45 도) ····························· 1 말

껍질이나 뿌리를 썰어서 볶은 다음 술에 담근다. 1개월후 매일 3회 식
전에 술잔으로 1잔씩 마시면 된다.

## 입안이 헐거나 치통이 있을 때

• 석류껍질 혹은 근피(根皮)를 태워 가루를 만들고 이 가루로 양치질
하면 낳는다.

## 적혈이질(赤血痢疾)

• 일반 설사와는 달리 배가 많이 아프며 농 또는 혈(피)이 섞여 나오
며 통증이 있다. 속이 더부룩하면서도 뒤가 무겁다.

　　　　흰석류 꽃 마른 것 ················ 3돈중(약12g)

물 반사발을 넣어 끓여 한 사발이 된 후 매일 식전마다 한 차례 복
용하면 된다.

　　　　석류 껍질 ·························· 1개
　　　　대추 ·························· 7개

찧어 세번을 나누어 온수로 먹으면 곧 효과가 있다. 심하면 3~5일간
복용를 한다.

## 여성의 경수 과다(經水過多)

• 여성의 경수 과다는 경도가 유난히 많고 쉽게 끝나지 않고 여러날
질질 끄는 것이다.
• 마른 석류 1~2개를 으깨어 물 세 사발로 달여 반이 되면 3등분 한
다. 이것을 매일 식전마다 1등분씩 3~5일 복용하면 끝난다.

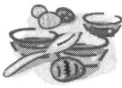 ※ 석류즙

생즙은 옛부터 강장제로 평가를 받고 있다. 특히 고혈압과 동맥경화
에 좋다고 알려져 있다. 그뿐만 아니라 설사, 이질, 대하증에 좋고 구
충에 효과가 크다.

< 만드는 법 >

껍질을 반쯤 남기고 벗긴다. 씨를 빼고 쥬서에 넣고 짜낸다.

① 손으로 만들 때에는 손으로 짓이겨 삼베 헝겊이나 가제로 짜서 즙을 낸다. 단용도 좋고 혼용도 좋다.

② 단용제 분량은 1회에 약 300g, 혼용은 150g 정도 요한다.

③ 생즙을 아침 공복시마다 한 컵씩 마신다. 단용은 신 맛이 강하 므로 당근즙과 혼합해 마시면 좋다.

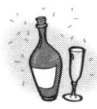 ※ 석류주 (石榴酒)

< 만드는 법 >

석류의 완숙한 열매를 사용한다. 과실을 쪼개어 그대로 담고, 이 양 의 약 3배 정도의 소주나 고량주를 석류에 붓는다. 설탕은 과실 양 의 3/1 가량으로 하고 달게 하려면 술이 다 익은 다음에 취향에 따라 더 넣어도 좋다. 빚은 후 1개월이면 마실 수 있으나 성숙한 술을 만 들자면 적어도 3개월 이상 두어야 우러 나온다.

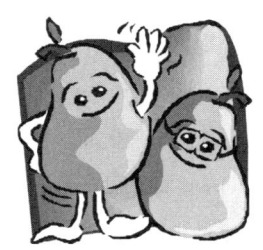

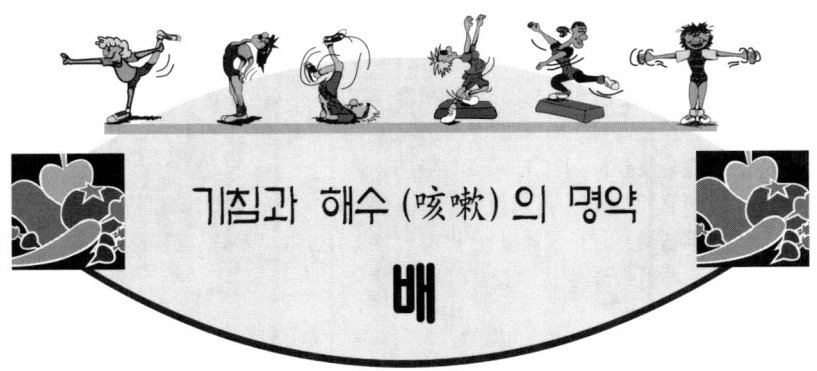

# 기침과 해수 (咳嗽) 의 명약

# 배

배는 능금과에 속하는 과실로 한 마디로 고고한 과일중 하나이다. 중국이 원산이라고 하는데 제사상에 없어서는 안될 과일중 하나다. 가을 과일로서 성질이 찬 편이며 맛은 달고 약간 쓴데 물이 많은 것이 특징이다.

우리 속담에 '배 먹고 이 닦기'라는 말은 일석이조를 의미하는 말이다. 또 자기가 낳은 자식은 언제나 남의 자식보다 아끼게 된다는 말처럼 '배 섞은 것은 딸 주고, 밤 섞은 것은 며느리에게 준다'라는 말도 있다. 배는 이처럼 속담 속에서도 인용되는 과일로서 모르는 사람이 없다. 우리 일상 생활과 아주 가깝다라고 하는 뜻이 된다. 우리 고시조에도 배에 대한 구가 나오는데 '이화에 월백하고....' 운운하는 배꽃에 대한 설명이다.

서양 배는 모양이 흡사 표주박 비슷하게 생겼는데 다른 품종보다 수분과 비타민 함량이 적으나 당분은 많다. 이 서양 배는

수확후 1주일 가량 후숙 (後熟)을 시켜야만 그 향미가 더 좋아
진다. 그뿐만 아니라 껍질이 부드러워지며 통조림 가공용으로 알
맞다.

배의 당분은 대부분 과당이고 포도당은 적게 들어 있다고 할 수
가 있다. 사과와는 달리 사과산, 주석산, 구연산 등의 유기산은 적
어서 0.1%에 지나지 않아 신맛은 거의 없다. 그래서 사과잼처럼
잼은 만들 수 없다. 배 속에는 효소가 대단히 많은 편이어서 소화
를 돕는 역할을 많이 한다. 그래서 불고기 집에서 고기를 먹고나면
후식으로 흔히 배를 내 놓는 것이다. 효소가 많으므로 소화에 도움
을 주기 때문이다. 또 배를 먹을 때 까칠까칠하게 느껴지는 것은
오돌토톨한 석세포(石細胞)가 있기 때문이다. 이 석세포는 '리그닌
펜도산'이라고 하는 성분들로된 세포막이 두꺼워진 후막세포이기
때문이다.

알려진 바로는 변비에 좋고, 이뇨작용이 있다고 알려져 왔는데
석세포 때문이라고 볼수가 있다. 이 석세포가 있기 때문에 배를 먹
고 남은 속으로 이를 닦으면 이가 깨끗이 닦아지는 것이다. 하지만
배는 이(齒)에 독이 되기도 하는데 이것은 배를 먹게되면 석세포
가 이 사이에 끼어서 충치의 원인이 되기 때문이다. 한방에서는 이
배를 여러 가지 약제로 사용해 왔다. 담이 나오는 기침에 배즙을
내서 생강즙과 꿀을 함께 타 먹으면 효과가 있는 것으로 알려져 있
다. 심한 기침을 할 때는 배 한 개를 썰어 양젖이나 우유를 섞어 달
여 먹으면 기침이 잘 낳는다. 담이 많고 숨이 차면 배즙과 무즙을
각각 반홉가량으로 만들고 거기에 생강즙을 숟가락으로 4~5개를
타서 한꺼번에 먹으면 좋다.

갈증이 심하거나 아니면 술을 먹고난 후 조갈증에 매우 좋은 식

품이 배이다. 변비, 이뇨, 기침에 유효한 것은 두말 할 여지가 없다. 그러나 위장이 평소 약한 사람이 배를 많이 먹으면 설사를 하게 된다. 부스럼이 난 사람이나 아니면 산모에게는 좋지 않다. 환자에게는 배를 갈아서 주스로 만들어 주는 것이 좋다.

술에는 생강과 배를 원료로 한 이강주(梨薑酒)가 유명하고, 이강고(梨薑膏)라고 하는 것은 소주에 배즙, 생강즙, 꿀 등을 넣고 중탕을 해서 만든 독특한 술이다. 배는 겉으로 모양이 잘생긴 것보다는 못생긴 것이 맛이 좋다고 한다.

### 숙취 및 술이 많이 취했을 때

• 날 배 10개의 껍질을 벗기고 찧어서 즙을 짜가지고 찬곳에 보관한다. 그런 다음 찌꺼기는 다시 햇볕에 말려서 배즙에 다시 담근다. 즙이 껍데기에 흡수되면 찌꺼기를 말려 가루를 빻아 보관해둔 뒤 술에 취했을 때 이것을 큰 숟가락으로 한 숟가락씩 끓인 물에 타서 복용하면 효과가 있다.

### 가래를 내뱉고 기침을 할 때

• 가래를 담이라고 한다. 환경오염에서 오는 대기중의 분진 그리고 먼지 등이 원인이 된다 그러므로 체내의 분비물이 감각, 분비작용 또는 기침 등에 의해 목구멍 밖으로 끈적 끈적한 액체가 나오는 것이며 심하면 호흡기관에 큰 타격을 주는 것이다. 기관지, 폐 등이 나빠져 이렇게 나오는 수가 있다. 또 기침할 때 목은 언제나 시원하지 아니하고 목의 구갈증세도 있다. 특히 밤중에 기침, 가래가 많아 그렁거리는 소리를 나는 경우가 있다. 여성의 임신중에 그치지 않을 정도로 기침이 많거나 토할 것 같은 기침과 목소리가 쉰 것처럼 소리나는 목기침 등이 있다.

배즙, 생강즙 ························ 약간

```
        고량주 및 소주 ·················· 3컵
        쿨 ······························· 1컵 반
```
토기나 사기그릇에 넣고 달인다. 이것이 무른 고약처럼 되었을 때
```
        인삼 ······························· 1.5돈중 (5g)
        패모 (貝母) ······················ 3돈중 (12g)
        백출 (白朮) ······················ 1돈반 (5g)
```
잘 섞어 고약처럼 갠 다음 병에 담아둔다. 1일 3회 끓인 물로 복용을 한다. 천식이나 파상기침에도 좋다.

## 인후염 (성대가 상해서 목소리가 나오지 않을 때)

• 크게 목소리를 질러 목이 쉬거나 아니면 찬 공기나 가스 등에 자극되어 인후 부위에 염증을 일으키기 때문에 목에서 쉰소리가 나며 아프다. 그리고 입을 열어 보면 목의 점막이 부어 올라 있다. 또 가래가 점차 늘어나면서 열통을 느낀다. 배즙을 내서 자주 마시면 된다.

## 콜레라로 인한 구토, 설사

• 콜레라는 구토, 설사가 특징이며 결국 수분 탈수증에다 심장이 약해져 결국 죽게되는 무서운 병이다.
배 잎을 찧어서 삶아 자주 복용을 하면 된다.

## 소아의 배가 차고 아프다고 할 때

• 배 잎을 한 묶음 삶아서 그 물을 마시면 된다.

## 황수창독 (黃水瘡毒)

• 한방에서는 수종의 일종으로서 비장이 탈이 나는 것을 의미한다. 이 독으로 창독이 발생했을 때 이 배 처방을 하게 된다.

## 개선창

• 배나무의 뿌리 껍질을 삶은 물로 씻으면 낳는다.

## 해수, 폐결핵 그리고 천식

• 처음 감기 기침으로 시작했다 하더라도 이것이 곧 끝나지 않으면 기관지가 나빠지고 이것이 계속되면 결핵에 감염되어 폐결핵이 될 수가 있다. 폐결핵이 되면 흔히 해수라 하는 가래가 끈적끈적한 담을 내 뱉게 된다.

① 큰 배 1개를 꼭지 부분을 도려내고 속의 씨와 속살을 도려낸다. 패모 3돈중, 행인 껍질 벗긴 것 2돈중 그리고 약간의 꿀과 함께 배안에 넣는다. 꼭지를 덮고 사발에 담아서 이것을 찜통에 넣어서 1시간 가량 찐 다음 꺼내서 먹는다. 호흡 계통에 유익할뿐 아니라 또한 양기 보양에도 그만이다. 한 번에 여러 개 해서 냉장고 속에 넣고 수시로 꺼내 먹으면 된다.

② 배는 찬 성질을 가지고 있으므로 산모에게는 좋지 않고 허약자도 조금씩 먹어야 한다. 그러나 배는 풍담 (風淡), 습담 (濕痰), 중풍 (中風) 에 매우 효험이 있다. 그뿐만 아니라 심신을 맑게 해주고 거담 소염을 해서 가래를 없이 해준다. 그리고 해수를 가라 앉게 해주며 술 취한 것을 깨우며 창 (瘡) 을 다스려 주는 것으로 되어 있다.

③ 큰 배 1개를 꼭지 있는 곳을 도려내고 배 속의 씨와 내심을 파낸 뒤

　　　패모 (貝母) ································ 2돈중 (7.5g)
　　　길경 (桔梗) ································ 2돈중 (7.5g)
　　　원지 (遠志) ································ 2돈중 (7.5g)
　　　살구씨 (杏仁, 껍질 벗긴 것) ·········· 5돈중

그릇에 담고 배 안에 꿀을 반정도 담고 쪄서 익은 후 이것을 매일 3~5회 1, 2숟가락씩 끓인 물로 복용하면 된다.

## 효천증 (哮喘症)

• 효천증이란 효호 (哮呼) 라는 말에서 왔다고 한다. 효호라고 한다면 '범이 울부짖는다' 라는 말과 같다. 천이라고 했으니 효천은 곧 천식 (喘息) 을 의미하는 것이 될 것이다.

　　　큰 배 ································ 1개

검은 콩 ·························· 약간

배꼭지를 닫고 참대 꼭지로 봉한 후에 볏짚의 잿불로 구어 익힌 다음 쌀 떡처럼 찧어 이것을 매일 세 차례 적당히 먹는다.

배즙 ·························· 1사발
마황(麻黃) ·················· 1.5g (6g)

달여서 마황은 건져버리고 이 즙만을 수시로 적당하게 먹는다.

## 해 수 (咳嗽)

• 해수란 단순한 기침이 아니고 한번 시작하면 잇달아 내 뱉는 기침으로 어린 아이들의 백일해와 흡사하다. 그러나 백일해와 다르다고 할 수 있는 것은 가래가 약간 묻어 있는 기침이다. 목도 걸렁 거린다.

배 ··························· 1개
마황(麻黃) ··················· 1돈중 (5.75g)
빙당(氷糖) ··················· 2냥중 (75g)

그릇에 담아 2중 냄비로 쪄서 익힌 다음 마황은 제거하고 잘 저어서 매일 3~5차례 큰 숟가락으로 하나씩 온수에 복용을 한다.

## 백일해 (百日咳)

• 백일해는 2종 법정 전염병으로 어린 아이들의 100일 기침 또는 당나귀 기침이라고 부르는 기침이다.
• 배를 잿불 속에 묻어 배가 완전히 연해질 동안 익혀서 즙을 내서 한번에 다 먹게 한다. 매일 배 3가 정도를 해 먹으면 된다. 나이 적은 아이일수록 양을 감소하고, 영아는 1~2 숟가락씩 먹인다.

## 요도염통 (尿道炎)

• 배 잎 한 묶음을 물 한 사발에 달여 반이 되면 이것을 식전에 한 번에 다 마신다.

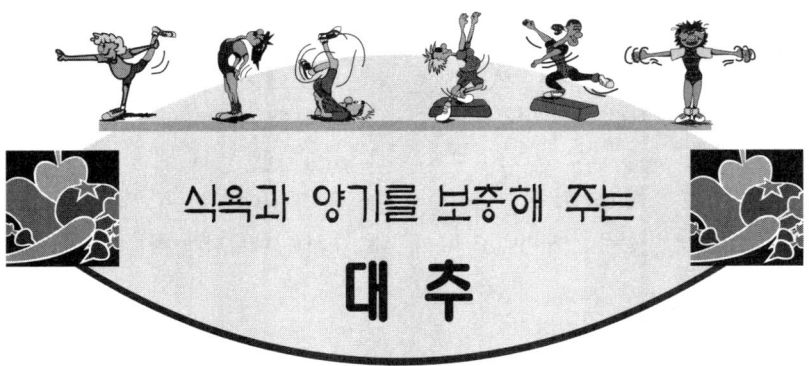

## 식욕과 양기를 보충해 주는
# 대 추

제사상에는 조율이시(棗栗梨柿)라고 해서 빠드릴 수 없는 과일이 4가지 있는데 바로 대추와 밤, 배, 감이다. 그 중 하나가 대추인데 한방의 보약처방에서도 빼놓을 수 없는 것이 대추이다. 그래서 약방에 감초(甘草)라고 하는 말도 있지만 감초 다음으로 많이 들어가는 것이 대추일 것이다. 우리 속담에 '보은 처녀는 대추 풍년들기만 기다린다'라는 말도 있듯이 충북 보은은 대추가 많은 곳이다. 대추 풍년이 들면 큰 애기가 시집갈 수 있다는 말에서 생겨났다.

대추나무는 갈매나무과에 속하는 과일 나무인데 활엽 교목이다. 원산지는 유럽 남부 혹은 아시아 서부라고 하기도 한다. 우리 나라를 비롯해서 중국, 일본, 남 유럽 지역에 고루 분포되어 있다고 한다. 과실 나무 중에서 봄에 가장 늦게 잎새를 피우는 나무가 바로 대추라고 한다. 대추나무는 껍질이 단단해서 물이 올라 발아하는 기간이 늦어서이다. 6월에야 비로소 황록색 꽃을 피우고 9월에 접어들면 구형 또는 타원 형의 열매가 어른의 엄지 손가락 크기로 달리면서 적색으로 변하게 된다. 파란 색상에서 적색으로 변하는 때 약간 시큼하면서 단 것이 대추 특유의 풍미를 느끼게 한다. 나무 자체가 단단해서 '대추나무 방망이' 하면 방망이로는 가장 단단하기로 소문나 있다. 그래서 그런지 열매의 씨까지 단단하여 잘못하다가는 이빨 손상을 당할 수도 있다.

생대추에는 비타민 C가 60% 나 들어 있다. 대추씨는 거칠게 빻아 볶으면 커피와 흡사한 향미를 내는데 이 가루를 타서 차로 마실 수도 있다. '대추씨 같다' 라고 하는 말은 키는 작으나 성질이 야무지고 단단하다고 하는 말을 표현할 때 이렇게 사용하게 된다. 우리나라는 대추로 각종 음식을 많이 만들어 이용하는데 대추미음으로부터 시작하여 대추인절미, 대추지짐, 대추주악, 대추초 등 안들어가는 곳이 없고 안만드는 것이 없으니 이만하면 대추가 몸에 얼마나 이로운가를 미루어 짐작케 한다. 요즘 '대추차' 라는 음료까지 나와 있으니 하물며 두말해서 무엇하랴.

대추는 익어갈 무렵 날 것으로 먹기도 하지만 말려 두었다가 먹기도 한다. 설익은 풋대추를 많이 먹으면 설사를 하고 열이 나기도 해서 조심하지 않으면 안된다. 한방에서는 주로 대추를 완화 강장용으로 많이 사용을 한다. 잘 익은 대추를 쪄서 말려 두었다가 달여 먹으면 해열을 시키고 변을 묽게하여 변비를 없애며 기침을 멎게 하는 것으로 알려져 왔다. 실제로 기침이 날때 대추 20개를 미지근한 우유에 담갔다가 한 개씩 씹으면 기침이 멎는다고 한다. 아기를 낳고 산후(産後)에 허리가 몹시 아플 때는 대추를 여러개 넣고 진하게 달여서 먹으면 깜쪽같이 잘 낫는다. 이와는 반대로 임신(妊娠)으로 몸이 허약해 졌을 때는 창호지(한지)에 대추를 싸서 불에 구어 여러번 계속 먹으면 원기가 생기고 기운이 난다.

이처럼 대추는 과일이자 식품이며 한방 생약의 하나인 것이다. 강장 강정의 효과가 있으므로 보양을 위주로 하는 한방에서는 빠뜨릴 수 없는 약재가 아닐 수 없다. 주로 쇠약해진 내장을 회복 시켜 주며 이뇨 효과가 있어 강장 약으로 효험이 크다. '대추를 많이 먹으면 금슬이 좋다'라는 말이 있듯이 부부 화합의 묘약으로 알려져 있다. 계절적으로 가을에서 겨울로 접어드는 계절은 공기가 건조하고 날씨가 쌀쌀해져서 감기에 걸리기 쉽다. 이때 달인 대추즙을 마시면 목을 잘 적셔주고, 천식, 빈혈, 입술 트는데 등에 유효하다.

신경 안정제로도 대추가 좋은데 특히 여성의 '히스테리'에는 감맥대조탕(甘麥大棗湯)이라는 것이 있다. 대추 10개, 감초 3g, 밀 10g을 넣고 달여 먹으면 된다. 생활에 시달리고 짜증이 나며 신경질적으로 되는 주부들은 집안에서 이 처방으로 몸을 회복해 볼 필요가 있을 것이다. 또 몸이 허하고 빈혈에 시달려 잠이 잘 오지 않는다면 대추 10개, 파뿌리 몇쪽을 넣고 두 컵의 물을 절반이 될 때까지 달여서 취침 두 시간 전에 마시면 신경이 안정되고 잠이 곧 오게 된다.

### 위카다르 및 위경련 (胃痙攣)

• 위경련을 자주 일으키는 이유는 위가 나쁘기 때문이다. 그러나 위 자체가 나쁜 것이 아니고 인근 부위가 나빠 위를 압박하므로 생기는 수도 적잖다. 즉 담낭이나 담석증일 때도 이런 증세는 종종 발생한다.

매실(梅實 : 껍질을 벗긴 것) ············· 1개

대추 (大棗) ···································· 2개

살구씨 (杏仁) ·································· 7개

부드럽게 찧어서 온수로 약간의 식초를 넣어서 마시면 된다. 별 효과를 느끼지 못할 시에는 후추 5알을 찧어 같이 복용하면 된다.

## 후추를 먹고 답답할 때

• 큰 대추를 1~2개 먹으면 낳는다.

## 치창동통 (痔瘡疼痛)

• 치질이나 치루 같은 것을 의미한다. 큰 대추 껍질을 벗겨서 대추에 수은 (水銀) 을 약간 도포하여 이것을 항문에 삽입하면 효과가 있다.

## 번뇌 (煩惱), 번민 (煩悶), 정신불안

대추 ··········································· 14개

파 (회부분) ···································· 7개

물 ············································ 3사발

• 1사발이 될 때까지 끓여 한 번에 다 마신다 그래도 효과가 없으면 다시 반복한다.

## 식욕부진 및 위무력증 (胃無力症)

• 식욕부진은 위무력증에서 올 수도 있다. 위가 무력하여 소화가 잘 안되므로 늘 무력한 상태로 있는 것이다.

• 대추 (씨를 빼낸 뒤) 를 은은한 불에 쬐어 말린다 (태워서는 안된다). 이것을 가루로 만들어서 매일 식후마다 큰 숫가락으로 하나씩 끓인 물로 복용을 하면 효과가 있다. 병에 관계없이 복용하면 혈기가 왕성해진다.

## 만성대장 하혈 (慢性大腸 下血)

대추 ······································ 10개

황기 (黃耆) ································ 1돈중 (3.75g)

달인 뒤 차 마시듯 하면 장이 튼튼해지고 지혈도 된다.

## 식은 땀을 잘 흘릴 때

오리 ································ 1마리
대추 ······························ 20개

푹 고아서 먹으면 식은 땀이 나지 않는다.

## 충농증 (蓄膿症)

• 공부하는 청소년들에게 주로 많이 걸리는 병이다. 감기를 앓고난 후 아니면 혼탁한 공기 속에 장시간 공부를 하면 잘 걸린다.

대추 ······························ 10개
감초 (甘草) ····················· 약간
물 ·································· 2홉

물이 1홉이 되도록 끓인 뒤 마시면 바로 코가 시원해진다.

## 몸이 차고 냉할 때

• 기혈이 쇠진한 것을 의미한다.

대추 ······························ 10개
인삼 ······························ 1.5g

끓여서 장복하면 몸이 따뜻해지고 질병 예방도 할 수가 있다.

## 나 력

• 임파선을 말한다. 임파선의 원인은 많으나 주로 결핵성이다. 목 주변에 구슬 알 같은 것이 열려있다.

대추 ······························ 1근 (600g)
낭독 (狼毒) ····················· 2냥중 (7.5g)

물 두 사발을 1시간 정도 달여 그릇에 담는다. 이것을 매일 아침저녁 식후마다 대추 2개를 껍질을 벗겨 먹는다. 속이 좋지 않으면 운동을 한 후 먹는다.

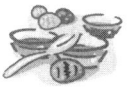 ※ 대추차

대추차는 위장을 항상 조절하고 양기를 도와준다.

<만드는 방법>
큰 대추 1말을 물 2말로 고아 잘 풀어 헝겊으로 즙을 짠다. 찌꺼기는 다시 즙을 짜고 끓여서 걸죽한 즙을 매끈한 나무 판자에 다시 발라 햇볕에 말린 후 긁어내어 가루를 만든다. 이 가루를 매일 또는 수시로 한 숟가락씩 끓인 설탕물에 타 먹으면 된다. 향기롭고 새콤한 맛이 있어서 이상적이다.

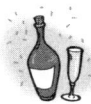 ※ 대추술 (大棗酒)

씨를 뺀 대추 ························ 5근 (3g)
소주 ································ 51근 (9kg)

대추를 썰어서 넣고 소주나 고량주 항아리에 담아 봉한다. 1개월이 지난 후 이것을 개봉한다. 향과 술맛이 일품이다. 대추술은 비위 (脾胃)를 보하고 신장을 도와 양기를 왕성하게 할 뿐만 아니라 오장을 돕는다고 한다.

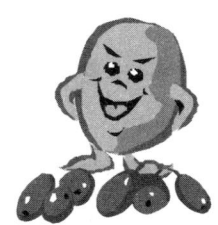

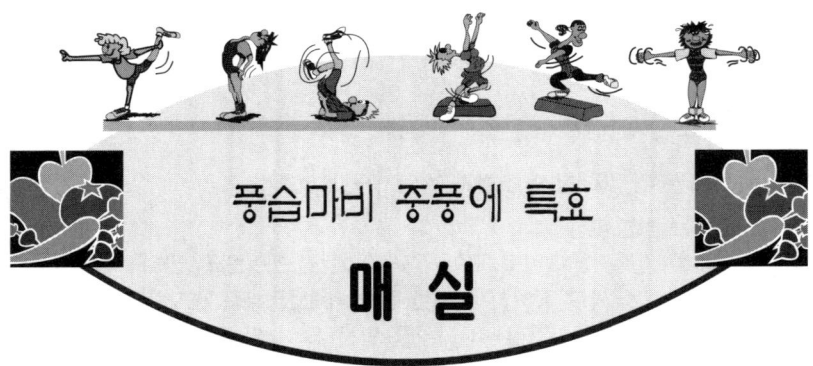

풍습마비 중풍에 특효

# 매 실

매실은 매화나무의 열매다. 이 매화나무는 실물보다는 오히려 옛 문학을 통해 친근감을 느낄 수 있다. 바람이 매섭고 잔설(殘雪)이 먼산에 남아 있을 때 꽃을 피운다. 그래서 설중매(雪中梅)라 하는 것이다. 매실은 6월에 익는데 청산(靑酸)을 함유한 '아미그달린'이 들어 있어서 익지 않은 생과를 그대로 먹으면 중독이 된다. 주로 시골 촌락의 담밑에 있어 색다른 정취를 느끼게 한다.

우리 나라 남쪽 군항도시 진해에는 해마다 봄이면 벗꽃 축제가 있다. 일본에도 이와 유사한 봄 축제가 있는데 그것이 '매화(梅花) 축제'이다. 이 축제기간 중 매화꽃 특별열차가 운행되고 있는 등 대성황을 이루고 있다. 우리는 가을철이 되면 집집마다 김장담그기가 주부들에게 겨울채비의 큰 일이듯 이들은 '우매보시' 담기철이 오면 이것이 큰일이라는 것이다. 그토록 일본 사람들은 우매보시를 좋아한다. 우매보시란 매실(梅實)을 두고 하는 말인데, 자녀들의

학교 도시락 반찬으로는 으레 이 우매보시가 들어 있기 마련이다. 하얀 쌀밥 도시락 한가운데 빨간 우매보시 하나를 꽂아놓은 모습은 이들의 국기 일장기를 떠 올리게 한다. 이토록 이들은 매실을 많이 먹고 좋아한다. 근래 들어 뇌졸중증이나 뇌일혈로 쓰러져 중풍에 걸리는 환자들이 부쩍 늘어 나는데 생존경쟁의 치열함 때문이라 할 수 있다. 일본의 남쪽 규슈의 한 지방에는 매실을 먹고 마을 전체의 중장년들이 중풍환자가 없다는 것이다. 그 이유는 매실을 많이 먹은 결과라 할 수 있다. 4, 5년전 이웃에서 세탁소를 하며 통장 일을 보는 고향분이 뚱뚱한 체격을 갖고 있기에 혈압을 묻고 중풍이 겁나지 않느냐고 물었더니 자신은 겁이 없다는 것이었다. 그러면서 비법처방이라며 어느 날 종이쪽지에 인쇄한 글 하나를 전달해 주었다. 그 처방은 매실과 머위 그리고 달걀 흰자 등의 처방이었는데 이것만 해 먹으면 중풍에는 걸리지 않는다는 것이었다. 어디서 난 것이냐고 물었더니 일본 규슈의 매실마을에서 내놓은 처방이라는 것이었다. 이토록 매실은 중풍요법에 필수적인 과일 중 하나임을 알 수 있게 한다.

매실은 양도과에 속하며 4~5m까지 자라며, 맛은 시다. 매실을 많이 먹으면 치근이 상한다고 하니 얼마나 독한가를 짐작케 한다. 만약 매실을 먹고 이를 상했을 때는 호도를 까서 먹으면 낫는다고 한다. 그러나 약용으로 사용이 되었을 때는 별 탈이 없고 무방하다.

매실을 불에 그을리면 오매(烏梅)라고 하는데 한방에서는 오매를 주로 많이 사용하고 있다. 또 이렇게 그을린 것을 꿀이나 설탕에 절이면 오래 보관할 수가 있고 술에 담그기도 한다. 매실을 술에 담가 매실주(梅實酒)로 마시면 풍습마비(風濕麻痺), 반신불

수(半身不隨), 신경통(神經痛), 토사(吐瀉) 등에 사용되고 이질(痢疾)에도 효과가 있다.

---

### 적백이질 및 설사

- 단순한 설사라면 별 문제가 없지만 이질이나 적리(赤痢)가 되었을 때가 문제다. 아메바성 이질은 법정 전염병의 일종이다. 단순한 이질은 설사와 곱이 끼지만 혈액이 섞인 짙은 삼출물을 배설하는 것이 적리이다. 이 적리도 아메바성 적리, 기생충성 적리 그리고 세균성 적리로 구분해진다.
오매(烏梅)을 끓여서 마시면 효과가 있다.

  오매(烏梅) ························· 3돈중(12g)

  잿가루가 되도록 태운 가루와 식초를 함께 물처럼 되게 끓여 환을 만들어 놓고 복용을 한다. 1일 3회 식전마다 밥물과 함께 복용하면 된다.

### 속이 답답하고 배가 아플 때

- 오매 14개를 삶아서 그 물을 마시면 편안해진다.

### 입에 냄새가 심하게 나는 사람

- 백매를 자주 먹으면 낳는다.

### 구토와 설사를 할 때

- 소금에 저린 매실을 삶아서 천천히 마시면 된다.

### 회 충(蛔蟲)

- 오매를 삶아 그 물을 자주 마시면 된다.

### 당뇨로서 구건과 구갈이 심할 때

- 오매를 삶아 꿀에 타 먹으면 낳는다.

## 가루 음식을 먹고 소화가 안되고 체 했을 때

• 오매를 달여 먹거나 매실을 그대로 먹으면 낳는다.

## 미친 개에게 물렸을 때

오매가루 ····························· 2돈중 (7.5g)

술과 함께 3일간 먹으면 독을 뺄수가 있다.

## 객혈을 계속할 때

오매 ····························· 7개

• 새 기와장에 놓고 구워서 말려 이 가루로 만든다. 매일 1일 3회 따 끈한 술로 식후마다 복용을 한다.

## 뇌졸중증 혹은 예방

매실 ····························· 3개
머위 ····························· 1돈중
날계란 ····························· 흰자위만

먹으면 예방도 되고 효과가 있다.

## 유황독 제거

씨를 뺀 오매 ····················· 1돈중 (3.75g)
설탕 ····························· 반돈중 (2g)

끓여 마시면 낳는다.

## 눈이 어두울 때

매실 (껍질 벗긴 것) ··············· 7개

• 노랗게 볶아 가루를 만들어 매일 아침저녁으로 온수로 복용한다. 오래 계속하면 장이 잘 통하고 변이 잘 통하며 간이 튼튼해져서 눈 이 밝아진다.

※ 오매차 (烏梅茶)

매실의 씨를 가볍게 구워서 그것을 주전자에 담아 놓고 끓인 물을 부어서 마시면 된다. 오매차는 불면증에 효과가 크다.

※ 매화차 (梅花茶)

안색을 광택나게 하고 정신을 아주 맑고 새롭게 한다.

< 만드는 방법 >

즉각 핀 매화와 꿀을 1/2비율로 섞어 담고 이 그릇을 공기가 통하지 못하게 하고 밀봉하여 2개월 두웠다가 매화 3개씩을 끓인 물에 부어서 차로 마시면 된다. 식후마다 마시는 것이 좋다.

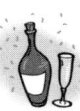

※ 매실주 (梅實酒)

① 덜익고 싱싱한 매실을 골라 물로 깨끗하게 씻은 다음 그늘에서 하룻밤을 말린다. 그리고 1.8ℓ의 빼갈이나 소주에 약 500~600g의 매실과 400~500g의 설탕을 넣는다. 단 맛은 개인의 취향대로 적당하게 조절한다. 담근지 1개월 반쯤 되면 마실 수 있지만 잘 익히려면 적어도 4개월 이상 두는 것이 좋다. 씨를 빼지 않고 그대로 넣으면 더욱 맛이 좋다. 꽃만 따로 빗기도 하는데 요령은 고량주나 소주의 2/1이나 3/1의 꽃과 그 양의 3/1의 설탕을 넣는다. 매화씨는 그냥 버리는 일이 많으나 씨를 깨서 속의 알맹이 (인자)를 별도로 모은다. 다시 술에 넣으면 행인의 냄새가 나서 더욱 향기 높은 명주가 된다. 이 매실주는 맛이 좋을뿐 아니라 여러 가지 약효면에서도 좋다.

매실에는 구연산, 능금산, 호박산, 주석산 등의 성분이 함유되어 있어서 건위정장 (健胃整腸), 거담 (去痰), 진해 (鎭咳), 장질환, 소화불량 등에 널리 쓰이고 있다. 특히 이것 외에도 '아미그다린'이 있어 이것이 뇌신경질환에 좋은 것으로 추정하고 있다. 또한 피로 회복에 좋은 술이라 할 수 있다.

② 덜 익은 청매를 따서 씨를 뺀 다음, 짚불을 피워 놓고 그 위에 청매의 과육(果肉)을 얹어서 연기를 쏘이면서 말린다. 이렇게 말려서 만든 것을 훈제(燻製)라고 하며, 이 매실 훈제품을 특히 소연구조(巢煙九助)라 이름 붙혀 부른다. 또 염매(鹽梅)라고 하는 것이 있는데 이것을 잘 익은 매실을 소금물에 10일간 담가둔다. 낮에 말리고 밤에 다시 담가두곤 하다가 마지막에 햇볕에 잘 말리면 된다. 한방에서는 오매를 가지고 오매환, 오매단, 오매파탕, 오매안위환, 오매산, 오매고 등등 여러 가지로 처방을 하는데 대체로 수렴, 해열, 진해, 거담, 지토사, 화충구제, 혈압강하 등에 사용하고 있다. 오매의 겉 모양은 검고 구형(球形)이며 주름이 잡혀 있고 맛은 산미가 대단히 강하다. 이 신맛은 구연산, 호박산, 주석산 등의 유기산 때문이라 할 수가 있다.

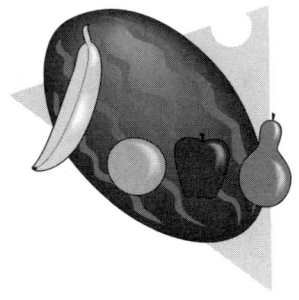

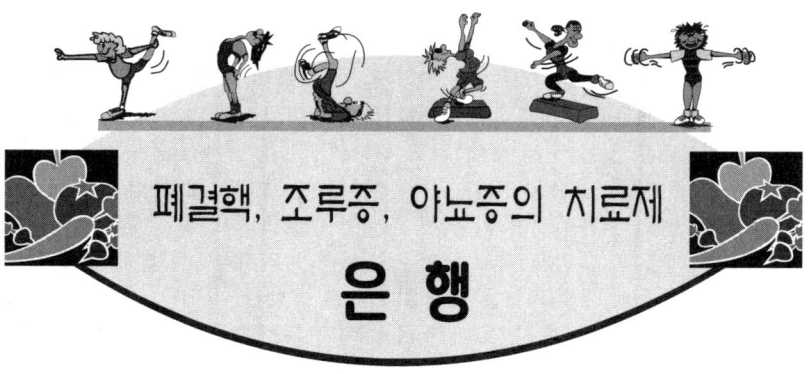

# 폐결핵, 조루증, 야뇨증의 치료제

# 은 행

　　원래 은행의 원산지는 중국으로 은행 말고 백과(百果)·공
손수(公孫樹)라고 부르기도 한다. 열매가 맺기까지 수십년이 걸리
기 때문에 할아버지가 심으면 손자가 그 열매를 따 먹는다고 해서
붙여진 이름이라고 한다. 은행나무는 주로 중국을 비롯해서 한국과
일본에 주로 분포되어 있다.

　　잎새가 마치 부채꼴 모양과 오리발 모양과 같다고 해서 압각
수(鴨脚樹)라고 하기도 한다. 은행나무는 다른 나무와 달리 자웅이
있어서 마주보고 있어야만 열매를 맺는다고 한다. 5월에 꽃이 피고
열매는 10월에 익는다. 노랗게 황금색으로 물들었다가 낙엽으로 떨
어지는 모습이 아름답다.

　　오래된 절에 가보면 흔히 수백년 묵은 은행나무를 볼 수 있는데
이것은 은행의 수명이 길다는 것을 의미한다. 수명이 길며 자연 장
수(將帥)를 돕는 식품으로 알려져 있기 때문이다. 은행 열매는 고

약한 냄새가 나는 외종피(外種皮)에 쌓여 있고, 속에는 단단한 껍질이 있다. 이 껍질 때문에 알맹이를 오래 저장할 수가 있고 그 속에 배유(胚乳) 부분을 먹게 된다.

은행의 성분은 특별이 당질이 많은데 대부분이 전분이고 설탕분이 미량으로 섞여 있다. 또한 신경조직의 성분이 되는 '레시틴'과 비타민 D의 모체라 할 수 있는 특별한 성분인 '엘고스테린'도 들어 있다. 고유한 풍미의 한가지 성분은 청산(靑酸) 배당체이다. 주의해야만 할 일은 계절적으로 청산 화합물이 생성되기 때문에 때로는 중독 사건이 간혹 일어나기도 한다. 그러나 100g중 청산은 불과 50mg미만으로 큰 문제는 없다. 한 임상실험 결과 하루 은행을 150개 이상 먹으면 열이나고 토하며 호흡이 어려워진다고 했다. 그 중에서도 특히 덜 익은 열매는 더 심하다고 할 수가 있다. 청산은 맹독성물질인데 신체에는 중추신경의 자극과 마비를 동시에 일으키고 혈액중의 산화 그리고 환원작용을 상실하게 되어 순간적으로 치명적인 상태가 되기도 한다.

은행 열매는 밤에 오줌 싸는 아이들의 치료에 효과가 있는 것으로 알려져 있고, 이 치료를 위해서는 잠들기 3~4시간 전에 구운 은행열매 10여개를 먹이면 잘 낳는 것으로 되어 있다. 이와는 반대로 옛날에는 임질(淋疾)에 걸려 소변 보기가 어려울 때 은행열매를 먹으면 통증이 멎고 소변이 쉽게 나온다고 한다. 은행은 굽거나 가열을 해서 익히면 독성이 줄고 독특한 풍미가 나기 때문에 날 것은 잘 먹지 않는다. 은행 열매를 기름에 조린 것을 한방에서는 주로 결핵 치료약으로 사용해 왔다. 이 기름에 조린 은행을 매일 복용을 하면 기침이 점차 멎고 증세가 호전된다고 한다. 구운 은행은 술안주에도 좋다.

은행의 성질은 보통이며 약간 떫고 맛은 달며 쓰다고 할 수 있다. 폐기를 이롭게 하고 기침을 멈추게 하는 역할을 한다. 소변의 빈도는 물론 대하(帶下)에도 좋으며 구갈을 멎게 한다. 그러나 독이 조금 있어 한꺼번에 많이 먹으면 해롭다. 조금씩 장기적으로 먹으면 몸에 이롭고 증세에 따라 약으로 사용하면 아무런 해는 없다. 은행의 잎은 심장병에도 좋아 고혈압 환자에게 많이 이용되고 있다.

### 결핵균이 있는 모든 폐질환(肺疾患)

• 70년대까지만 해도 우리 나라에는 폐결핵 환자가 많았다. 그러나 80년대와 90년 중반까지는 거의 결핵환자가 없어지던 것이 90년도 후반에 들어와 점차 나타나고 있는 추세이다. 이는 도심의 심각한 환경문제의 원인에도 문제가 있는 것이 아닌가 싶다. 폐결핵은 결핵균도 균이지만 영양상태가 좋아야만 한다.

• 항아리에 콩기름을 부은 후 은행나무 밑에서 반청의 은행을 딴다. 상하지 않도록 물에 씻지도 말고 꼭지도 떼지말고, 콩기름이 2치정도 남도록 항아리에 담아 밀봉을 해서 백일가량 놓아둔다 (오래 둘수록 더욱 좋다). 아침은 식전에 저녁은 식후 2시간에 1알씩 건져서 먹는다. 먹을 때는 온수로 먹는 것이 좋다. 복용시 주의 할 점은 건져 올린 은행에 손이 닿아서는 절대 안된다. 먹을 때도 이로 씹어 넘겨서는 안된다. 대나무 젓가락으로 집어서 대칼로 잘게 썰어서 복용을 해야만 한다. 중환자일 경우에는 그 양을 반개내지 1개를 더 늘일수도 있다. 어린이는 반개나 3/1개, 이렇게 100개 정도 복용 한 이후 일단 결핵균 검사를 해서 무균이 나타나면 하루 2회로 줄인다. 결핵균이 남아 있을 때는 계속 1일 복용 3회를 고수해야만 한다.

### 소담(消痰) 및 진해(鎭咳)

• 기침을 장기간하면 자연 담이 오고 균에 감염되기 쉽다. 이런 증세는 나쁜 상태이므로 하루 빨리 치료를 해야 한다.

- 은행의 외피와 내부의 심을 뺀 것 14개를 토관(土罐)에 넣어 설탕을 붓고 끓인 후 수시로 마시면 된다. 비단 기관지나 폐에 좋을 뿐만 아니라 신장을 보강하고 양기를 강화하며 유정이나 조루를 막아준다. 폐결핵 천식에 유효하다.

## 임질 및 적백대하(赤白帶下)

- 한방에서는 이것을 임병(淋病)이라고 한다. 성병중에서도 가장 흔한 것으로서 직접 환자와 접촉하거나, 감염된 사람의 변기나 타올 같은 것을 이용했다가 감염이 된다. 그러나 대부분 직접 성교에 의해 감염된다. 증세는 감염된 2일 혹은 3주 후에 소변을 볼 때 쓰리고 따가우며 아프다. 흰 배설물이 요도구로 통해서 나온다. 곧 치료를 받지 않으면 균이 점점 외음부에서 내 생식기로 올라가면서 퍼지게 된다. 여성의 경우는 경관을 통해서 자궁과 나팔관으로 올라가 대하라고 하는 분비물이 나오는데 임균일 때는 여성도 오줌누기가 힘들고 따끔따끔 하다. 임균에 의한 적백대하 일때는 냄새가 고약하게 난다.
- 은행의 딱딱한 바깥 껍질을 벗기고

> 은행(살과) ························· 약간
> 산약(山藥) ························· 약간

가루를 만들어 매일 3차례 식전마다 3돈중(12g) 온수로 복용한다.

## 팔각충(八脚蟲)―음모에 붙은 충

- 은행의 껍질을 씹어서 바르거나 또는 모공에 문지르면 충은 죽는다.

## 피부가 꺼치러져 틀 때

- 은행껍질을 벗겨 찧은 뒤 참기름에 게여 바르면 낳는다.

## 매독의 감창(疳瘡)

- 매독에서 생기는 헌데라고도 할 수가 있는데 이것을 감창이라고 한다. 물론 매독균 때문에 생겨낳다. 매독은 외음부나 생식기 이외에

신체 전반에 아주 광범하게 침범하는 무서운 병이다. 이는 직접 신체의 접촉에 의해서 생겨진다. 감염된 물건이나 수혈을 통해서도 감염 될 수가 있다. 균이 침범한 후 3일 정도면 혈류로 들어가서 3주가 되면 아프지도 않는 둥근 병변이 질벽이나 아니면 구강내에 생기게 된다. 이와 같은 병변은 3~8주 안에 소멸되고 환자는 일반적으로 아무렇지도 않게 건강해 보인다. 2기는 6주경에 시작이 되며 치료를 하지 않았을 경우에는 발진이 생기게 된다. 이때는 미열이 있고 머리가 아프다. 3기로 넘어가면 이 균이 혈류를 통해 신체의 모든 정기에 침범하게 된다. 매독을 치료하지 않은 임산부는 보통 유산하게 되나 때로는 균이 태반을 통해 태아에게 감염되어 선천성 매독을 앓게 된다. 또한 기형아를 만들기도 한다. 이밖에 심장이나 혈관 등을 침범하여 온 몸에 부스럼이라 할 감창이 생기게 된다.
은행 껍질을 벗겨 찧은 후 이것을 감창에 바른다.

## 어린이가 밤에 이불에 오줌을 쌀 때

    은행 (껍질 벗긴 것) ·············· 14개
    설탕물 ······························ 반사발
을 담가서 자주 떠 먹인다.

## 조루 또는 유정

• 조루는 '임포덱스'라고 하는데 몸이 허약해서도 걸릴 수 있겠으나 대부분 정신적 문제이다. 유정은 곧 누정(漏精)이라고도 하는데 기가 허해진 때문이다.

    은행 (껍질 벗긴 것) ·············· 20개
    소주 ······························ 2사발
소주에 삶아 먹는다. 장복하면 효과적이다.

## 적백대증 (赤白帶症)

• 신선한 계란 한 개를 구멍을 내고 껍질을 벗긴 은행 두개를 넣어 그

대로 쪄서 먹으면 된다. 9개를 만들어 매일 식후마다 1개씩 3일간을 먹는다. 은행 7개를 껍질과 내피를 으깨어서 두부순에 풀어서 아침 저녁 식전마다 복용하면 된다. 날은행 껍질 벗긴 것 7개를 으깨어 뜨거운 두부순으로 매일 3회 식전마다 7개식 복용을 한다.

```
은행 (껍질 벗긴 것) ························· 4냥중 (150g)
빙당 (氷糖) ······························ 5돈중 (19g)
물 ···································· 5 사발
```

은행을 까맣게 태운 후 달여서 1사발이 되면 은행까지 먹는다 (1일 3회). 술을 약간 타면 더욱 좋다.

```
껍질과 속 내심을 제거한 은행 ········· 5돈중 (19g)
율무 (껍질 벗긴 것) ···················· 5돈중 (19g)
후추 (胡楸) ··························· 1.5돈중 (5g)
```

섞어 가루를 만들고 수닭 한 마리의 내장을 뺀다. 이 내장 속에 약가루를 넣어 은은한 불에 흐물흐물하게 고아 3~4사발이 되면 매일 3차례 식간마다 3~4일간 복용을 한다. 오골계 한 마리를 털과 내장을 제거하고 그 속에 껍질을 벗긴 은행 21개와 연밥쌀을 가득히 실로 꿰멘 뒤 물을 넣고 은근한 불에 흐물흐물 하게 삶은 뒤 이것을 하루 3차례 식전마다 고기와 국물 그리고 약도 함께 먹는다. 경할때는 2마리, 중할때는 5~7마리 복용하면 된다.

## 천증치료 (喘症治療) 폐·기관지천식

```
은행살 (껍질 제거한 것) ······················ 21개
마황 (麻黃: 노랗게 볶고 매듭을 뺀 것) ····· 3돈중 (12g)
소자 ········································ 2돈중 (7.5g)
간동화 (款冬花) ······························ 2돈중 (7.5g)
강제반하 (薑製半夏) ···························· 2돈중 (7.5g)
상백피 (桑白皮: 꿀로 볶은 것) ·············· 2돈중 (7.5g)
행인 (살구씨 껍질 벗긴 것) ················· 1.5돈중 (5g)
황금 (黃芩: 약간 볶은 것) ··················· 1.5돈중 (5g)
감초 (甘草) ·································· 1돈중 (3.75g)
```

4사발로 끓여 반이 된 다음 경한 사람은 1/3 식후마다 복용, 중한 사람은 2첩을 만들어 3등분하여 하루에 다 먹는다.

### 소변백탁증 (小便白濁症)

• 겉 껍질과 속 껍질을 벗긴 은행살 10개를 잘 찧어 끓인 물 1그릇에 타서 이것을 1일 3회 식사 전에 복용한다.

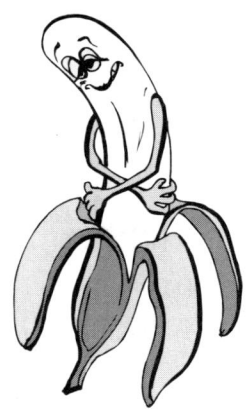

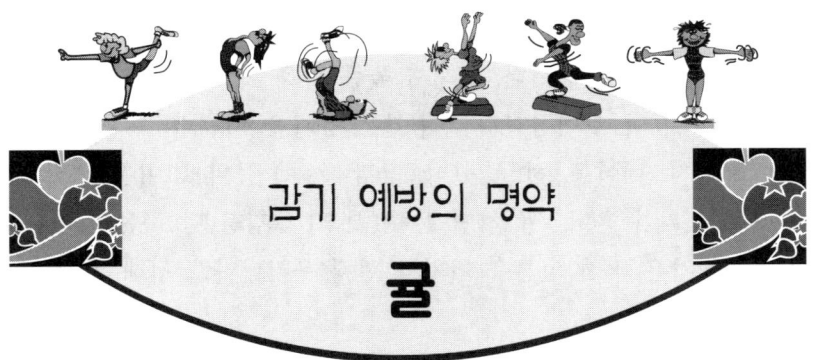

# 감기 예방의 명약

# 귤

우리 나라의 감 귤 주산지는 제주도(濟州道)이다. 해방 전까지만 해도 제주도의 귤 재배 면적은 그리 넓지 않았으나 60년대 이후 제주도 귤생산의 면적이 늘어나 지금은 우리 국민들 누구나 흔하게 먹는 과일이 되었다. 중국의 속담에 '귤껍질 한 조각만 얻어 먹어도 동정호를 잃지 않는다.' 라는 말이 있다. 동정호는 중국의 호수 중 몇째가는 큰 호수이다. 그러므로 작은 은혜 하나라도 입었다면 동정호와 같은 큰 은혜를 잊지 않는다는 뜻일 것이다. 귤은 동남 아시아와 중국이 원산지인데 일본은 일찍 이 감귤의 묘정을 옮겨와 아시아에서는 감귤을 가장 많이 생산하는 나라로 꼽히고 있다. 제주도의 특산물이 감귤이므로 해마다 동짓달이 되면 조정의 상감님께 유자와 함께 이 귤(橘)을 진상품으로 올렸다고 한다. 그래서 동짓날에 대모(大廟) 제사를 올리고 조정 신하들에도 귀한 과일을 나누어 주고 함께 먹었다고 한다.

감귤은 운향과에 속하는 상록수로서 초여름에 향기나는 흰 꽃이 피고 열매를 맺게 된다. 그래서 늦은 가을 첫 겨울에 노랗게 익는다. 색상이 곱고 아름다워 그림같은 풍광을 이룬다. 현재 이 귤에는 오렌지, 네이블, 하귤, 팔삭, 금감(金柑) 등의 10여종이 있으나 보통 우리가 흔히 '귤' 하면 온주(溫州) 밀감을 말 하는 것이다. 이 온주밀감은 역시 일본을 거쳐서 현재 우리나라로 전래 된 것이라고 한다.

귤은 종류에 따라 다소 성분이 다르다고 할 수 있다. 귤에 들어 있는 것으로 알고 있는 비타민 C는 가을인 10월에 수확하는 것 보다는 추운 겨울인 11월이나 12월 초에 접어들어 수확하는 것이 더 좋다. 그 이유는 비타민 C는 겨울에 더 필요로 하기 때문이다. 비타민 C는 추위를 견뎌내는 신진대사를 원활하게 할 뿐만 아니라 이것이 체온의 하강을 막아주기 때문이다. 또, 피부의 점막을 비타민 C가 튼튼하게 만들기 때문에 감기와 같은 질병을 사전에 차단시켜 준다는 것이다. 귤속에 들어 있는 특이한 향미는 당분 그리고 유기산, 아미노산, 무기질, 비타민 등의 여러 성분이 복합이 되어 있다. 당분과 구연산의 함량은 귤의 성숙도에 따라 달라지게 되는데 덜 익을때는 당분이 적고 구연산 함량이 높다. 이와는 반대로 익어갈수록 반대 현상이 나타난다. 그러므로 비타민 C가 이미 피로회복이나 피부미용에 좋다라고 하는 사실은 구연산의 역할 때문이라 할 수가 있다. 이런 것 말고도 귤에는 '헤스페리틴'이라고 하는 비타민 P가 들어 있는데 사람 몸에 이것이 부족하면 자주빛 반점이 생기게 된다. 비타민 P는 모세혈관의 투과성 증가를 억제하고 취향성을 회복시켜 주기 때문에 동맥경화를 일으키는 고혈압을 예방하는 것으로 알려져 있다. 이 밖에도 폐출혈과 동상 그리고 치질,

감기 등에 좋은 것은 알려져 있다.

또한 귤의 껍질에는 비타민 C가 과육보다 4배 가량 더 들어 있는데 이것은 향기의 성분인 정유(精油)가 들어 있기 때문이다. 특히 한방에서는 육과보다는 진피(陳皮)라고 해서 약제에 많이 들어가는데 껍질을 가공을 해서 과즙과 함께 만든 쨈은 그 향기가 독특하다. 주의할 것은 껍질에 묻어 있는 농약과, 신선도를 유지 시키기 위해서 피막제를 발라 놓은 것도 있으므로 소금물로 깨끗이 씻어서 사용해야 한다. 또한 수산(蓨酸)이라는 것도 들어 있어서 귤을 많이 먹으면 신장에 영향을 주어서 색소가 피부지방에 들어가 황달처럼 누렇게 되는 경우가 간혹 있다.

중국에서는 오래전부터 여성들의 신경성 위병에 특효가 있다고 알려져 있다. 여하튼 귤은 성질이 온화한 것으로 껍질은 담을 없애고 기분을 순조롭게 하는 과일이라는 사실은 틀림이 없는 것이다.

한방에서 이 귤을 미과(美果)라고 하는데 위를 돕고 혈기를 순조롭게 하며 폐를 윤활하게 하는 것으로 알려져 있다. 그뿐만 아니라 갈증을 멋게 해준다. 껍질안의 살(肉)을 많이 먹으면 기혈을 돕는다. 여자들이 많이 먹으면 미용에 좋다. 이와는 반대로 남자들이 먹으면 양기를 도와준다.

---

### 식후 소화불량 (消化不良)

• 식후의 소화불량은 단순한 과식에서 올 수도 있겠으나 정신적 이상이나 신경성에서 올 수가 있다. 단순이 과식에서 왔다면 곧 낳게 되지만 이러한 상태가 빈번하게 있다면 위의 이상도 고려해 보아야 할 것이다.

　　　귤 (껍질) ‥‥‥‥‥‥‥‥‥‥‥‥‥‥ 1근 (600g)

당감초(볶은 것) ···················· 4돈중 (15g)

식염 (食鹽) ······················· 4돈중 (15g)

물 ······························ 5그릇

타서 은근한 불에 졸여 완전히 마르면 가루로 만든다. 이 가루를 2~3돈중 (7.5~12g)씩 매일 3차례 식간마다 끓인 물로 복용한다. 변비 그리고 식체에도 유효하다.

귤 (껍질) ·························· 4근 (2.4kg)

백출 (白朮 : 볶은 것) ············· 2근 (1.2kg)

말려 가루를 만들고 밀가루 소량과 소나무 청주로 물처럼 달여 녹두알 크기로 빚는다. 1일 3회 식간 30~40알 복용한다.

## 위복한랭 (胃復寒冷) 속이 뒤집히고 뭉칠 때

귤 껍질 (노랗게 볶은 것) ········ 2돈중 (가루)

생강 (生薑) ······················ 3조각

대추 (大棗) ······················ 1개

찧어서 끓인 물에 타서 복용을 한다.

귤 껍질 ··························· 1근 (600g)

가루로 만들어 꿀로 환을 만들어 매일 3회 식전마다 30~40알씩 따근한 술로 복용한다.

진피 (陳皮) ······················ 1근 (600g)

살구씨 (껍질 벗긴 것) ··········· 5냥중 (190g)

노랗게 구워 녹두알 크기의 환을 만들어 1일 3회 30~40알 밥물로 복용한다.

## 감기, 몸살, 두통, 사지냉증 (四肢冷症), 구토, 멀미

귤 껍질 ··························· 4돈중 (15g)

생강 ····························· 1돈중 (3.75g)

삶은 물을 자주 마신다. 설탕을 타서 마셔도 된다.

귤 껍질 ··························· 3돈중 (11.3g)

      생강 ································· 4조각

삶은 물을 1사발 마시고 땀을 빼면 낳는다. 감기몸살에 특히 효과가 있다.

## 숨이차고 가쁠 때, 불안 초조할 때, 옆꾸리가 걸리고 헛배가 부르며 가슴이 답답할 때

• 이 같은 증세는 특히 몸이 허약하고 신경질적인 사람에게 많이 나타 난다. 기허(氣虛)에 온다고 할 수가 있다.

      파란 귤 껍질 ····················· 1근(4등분)
      소금 ······························· 1/4(끓인 물)
      식초 ······························· 1/4
      소주(빼갈) ························· 1/4

담가서 3일간 두었다가 건져내어 잘게 썰어

      식염 ······························· 1돈중(3.75g)

섞어 탈정도로 볶아

      중국차(中國茶) ··················· 1돈중(3.75g)

가루로 만들어 매일 3차례 식후마다 1돈중(3.75~7.5g) 끓인물로 복용한다. 위, 간장병에 특히 효과가 있다.

## 귓속에서 고름이 나올 때

      귤(껍질 태워서 가루를 만든 것) ······· 1돈중(3.75g)
      사향(麝香) ························· 0.1g

## 입술이 부르트고 부스럼이 났을 때

      청피(靑皮)을 태워 ··············· 약간

돼지기름에 게서 바르면 낳는다.

## 콧병, 비염, 비카다루

• 감기로 코가 많이 나와서 자주 코를 풀거나 콧 속의 분비물(코딱지)

이 말라서 헐게 된다. 마른 코딱지로 인해서 아프거나 또 깊은 부위에 콩알 같이 부풀어 올랐을 때를 비염이라고 한다.

비파 꽃 (枇杷花) ‥‥‥‥‥‥‥ 약간

신이 꽃 (辛夷花) ‥‥‥‥‥‥‥ 약간

같은 양을 가루로 빻아 가지고 1일 2회 술반, 물반을 섞은 것으로 2돈중 (7.5g)씩 복용한다.

## 유선염 (乳腺炎) 혹은 유종통 (乳腫痛)

• 귤 한 개를 기와 위에 얹어 불로 천천히 구워 까맣게 태워 가루를 만들어 정종으로 술반, 물반으로 섞어서 매일 3회 식후마다 복용한다.

## 요통, 이레우스 (疝症, 陰卵腫痛)

• 이레우스라는 말은 산통과 같은 말이다. 아랫창자가 복막을 뚫고 음랑 부위까지 길게 늘어난 상태이다. 음랑종통이라고 하는 것도 이와 같은 것이다.

귤 씨 (核) ‥‥‥‥‥‥‥‥‥‥ 5돈중 (19g)

노랗게 구운 뒤 껍질을 벗기고 가루를 만든다. 이것을 따근한 술이나 아니면 술반 물반 탄 것으로 매일 3회 식전마다 복용한다.

## 변 비 (便秘)

• 매일 3차례 식간에 유자 (柚子) 반개를 설탕에 찍어 3~5일간 먹으면 좋다. 1개월 가량 먹으면 완전히 낳는다. 먹을 때는 껍질까지 다 먹는 것이 좋다.

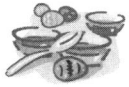 ※ 귤 생즙

생즙은 고혈압, 동맥경화 예방에 좋고, 각기병, 기침, 피로 회복에 좋은데 이것은 구연산을 함유하고 있기 때문이다. 여름에 귤 2개 분량

의 생즙을 마시면 구연산 약 5g를 마시는 것과 같다. 귤의 성분은 구연산 (1~3%) 이 대부분이고 다량의 비타민 C와 소량의 비타민 A 가 함유되어 있다.

&lt;만드는 방법&gt;
귤 껍질을 3분의 1쯤 남기고 적당히 쪼개 넣고 짜낸다.
① 손으로 만들때는 껍질을 벗기고 과육만을 따로 짓이긴 후, 껍질 1/3가량을 잘게 썰어서 쇠절구에 넣고 찧은 다음 혼합하여 삼베 나 가제에 짜서 즙을 낸다.
② 단용도 좋고 혼용도 좋다. 혼용일 경우 당근, 사과를 같은 양으로 혼합한다.
③ 단용의 재료 분량은 1 회에 약 300~400g, 혼용은 100~150g 정도가 적당하다.
④ 생즙을 아침 공복시 한 컵씩 마신다. 사과즙을 절반 가량 섞어 마 시면 더욱 좋다. 갈증을 없애주고 위를 편안하게 해준다.

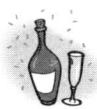  ※ 귤 술 (橘酒) 만드는 법

소주나 고량주 1.8ℓ 에 귤 20개를 까지 않는 채로 넣고 (급히 마셔야 할 경우에는 귤을 두 토막 낸다) 400g의 설탕을 넣는다. 더 달게 하 고 싶으면 술이 익은 다음에 넣는다. 담은지 1개월이면 마실 수 있 으나 2개월 이상 두는 것이 좋다. 이렇게 만들어진 술은 레몬색으로 익는다. 그리고 상쾌한 향기와 알맞은 신 맛 그리고 쓴 맛이 혼합을 이루어 훌륭한 과실주가 된다. 스트레트로 마셔도 좋고, 칵테일로 마 셔도 좋은 술이다. 이 술에는 두말 할 것 없이 비타민 C가 많이 들 어 있고, 구연산, 등을 함유하고 있어서 피로 회복은 물론 강장 작용 에 효과가 있다.

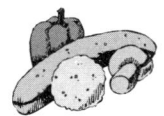

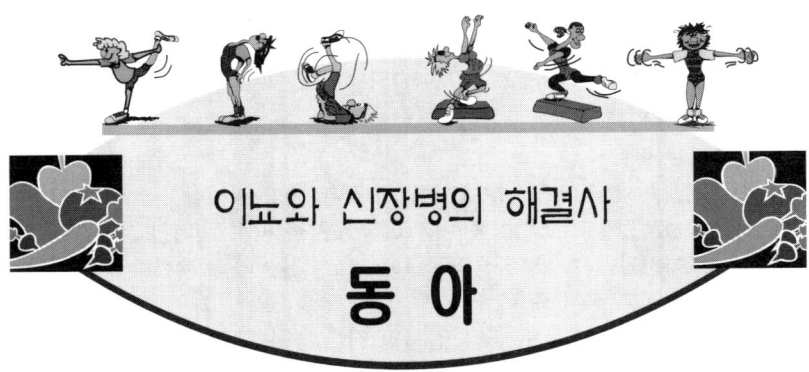

## 이뇨와 신장병의 해결사
# 동 아

    동아는 박과에 속하는 1년초로 줄기는 굵으면서 단면이 4각이고 수염으로 다른 부위에 감아 올린다. 잎은 하트 모양으로 생겨져 있다. 자웅 동주로 여름에 노란 꽃을 피운다.

    과실은 마치 호박과 비슷해서 긴 타원형으로 생겼다. 그러나 성질은 찬 편이고 맛은 달면서 독은 전혀 없는 것으로 되어 있다. 또 겉 모양에는 털이 많으며 흰 가루의 시설(枾雪)이 있어서 그 맛이 아주 좋다. 원래 원산지는 열대와 동인도라고 하나 지금은 각지에서 재배를 하고 있다. 가을까지 수확이 되고 겨울철까지 저장이 가능하다 라고 해서 동과(冬瓜)라고 붙인 이름이다. 우리 속담에 있는 말 중에는 '동아 속 썩는 것은 밭 임자도 모른다' 라고 하는 말이 있다. 이 말 뜻은 아무리 가까운 사람이라도 남의 속에 깊이 감추어져 있는 속은 모른다라고 하는 말이다.

    성분은 수분이 96% 정도이고 단백질, 당질, 섬유, 회분으로 되어 있으며 지방도 약간 들어 있다. 그밖에 비타민 A, B, C가 조금씩 들어 있다. 특히 소화성이 크기 때문에 소화가 잘 안되는 사람에게 특별히 좋다고 한다. 그뿐만 아니라 삶아서 먹거나 아니면 정과를 만들때 원료 사용이 된다. 동아 정과의 만드는 과정은 늙은 동아의 살을 길게 썰어서 잿물에 이틀동안 담가 두었다가 다시 맑은 물에 담궈서 회분을 완전히 빼야만 한다. 그리고 꿀을 치고 이것을 또 졸여서 빛깔을 누렇게 만든다.

동과선(冬瓜膳)은 술안주인데, 잘게 썰어서 기름에 볶은 동아를 잣 가루에 묻혔다가 겨자를 찍어 먹으면 그 맛이 일품이라고 한다. 동아로 만든 색다른 요리로 '동아 선박지'라는 것이 있다. 동아속을 꺼내고 그 속에 고명과 조기 젓국을 넣어 도려낸 뚜껑을 덮고 종이로 조심스럽게 봉해둔다. 이렇게 해 두었다가 눈이 올 정도의 추위가 되면 저절로 얼게 되는데 이때 이것을 국물과 함께 썰어서 먹으면 반찬으로 일품이다. 그래서 이 과실을 가지고 동과김치를 담기도 하는데 이것이 이뇨작용에 좋은 효과가 있는 것으로 되어 있다. 주로 여름에 땀을 많이 흘려 신장이 많이 쇠퇴해 있을 때 이것을 먹으면 좋다.

특히 맛은 담백한 것이 특징이다. 동아는 고온에서 잘 자라며 비닐 하우스에서도 재배를 많이 한다. 그뿐만 아니라 습기가 많은 토양에서도 잘 자라는데 조생종과 재래종 등이 있다. 수확은 백분이 겉에 생기고 과면에 잔털이 없어질 때 수확을 한다.

---

### 수종 (水腫)과 같은 신장병에 좋다

• 우리 나라 사람에게 신장병은 간장병 못지않게 많다고 할 수 있다. 그것은 식사 자체가 맵거나 짜기 때문이다. 마치 독감이 든 것 같이 전신이 오싹 오싹 추워지며 때로는 오한이 나며 옆구리를 절게된다.

소변을 보았는데도 뒤가 무겁고 마려운 듯하면서 아프다. 특히 임신한 주부에게 이같은 증세가 많다. 또 태아의 머리가 산모의 방광을 눌러서 이런 증상을 나타내는 수도 있고, 열이 없으면서 오줌이 나오지 않고 붓는 만성 신우신염 증세도 있다. 이것을 한방에서는 수종병이라 한다.

• 큰 동과 한 개의 위를 짜르고 속을 뺀 다음 팥을 가득 넣는다. 그리고 뚜껑을 닫고는 참대 꼬쟁이로 꽉 끼운다. 이것을 찜통에 넣고 6시간 가량 찐 다음 작게 썰어 은근한 불로 노랗게 구워서 가루를 만든다. 그리고는 밀가루를 섞어서 알약으로 만든다. 이것을 매일 3회씩 동과 삶은 물과 함께 복용하면 된다.

### 치루창 (痔漏瘡)

• 항문 (肛門) 주위의 피부나 항문 점막에 작은 구멍이 뚫려 이 구멍에서 분비물이 나오는 것인데, 항문 주위 농양이 터진 후나 째고 고름을 짜낸 후에 생기는 것이 대부분이다. 항문점막은 항상 감염이 쉽게 되는 곳이므로 주의해야 한다. 대게 이 구멍에서 고름이 나오는데 통증은 없으며 이 분비물의 배출구가 막히면 증세가 일시적으로 사라진 것 같이 보이지만 내부에서 고름이 차면 벌겋게 부어 올라 통증이 있고 다시 저절로 터져서 분비물을 배출시킨다.

• 동과탕으로 자주 씻고 동과를 태워 재를 만들어 바르면 효과가 있다.

### 어패류 식중독

• 어패류 식중독에는 여러류의 식중독이 있지만 복 식중독과 같은 중독증에 걸리면 치명타를 입어 죽기도 한다. 이것 말고도 특이 체질인 사람이 달팽이나 고등같은 어패류를 먹고 중독되면 온 몸이 벌겋게 달아올라 열이 오르고 가려워 견딜 수 없게 된다. 이럴 때 동과탕을 끓여서 그 물을 자주 마시면 해독이 된다.

### 수종병으로 속이 답답하고 입이 마를 때 혹은 소변이 잦을 때

동과 속 ·············· 1돈중 (3.5g)

- 물에 삶아 자주 마시면 효과가 난다.

## 관절염, 신경통, 타박상을 입었을 때

> 생 동과 ···························· 2돈중 (7.5g)

- 가루로 만들어 따뜻한 물로 먹으면 된다. 병이 상체에 있을 때는 식후에, 하체에 병이 있을 때는 식전에 그리고 온몸 전신에 있을 때는 식간에 복용을 한다.

> 동과 껍질 ···························· 1냥중 3.75g)
> 아교 조각 ···························· 약간

노랗게 볶아 가루를 만들고 이것을 뜨거운 술로 3~5돈중 복용하고 한차례 땀을 낸 후 1일 3회 1~2돈중씩 복용한다.

## 백탁 (白濁)및 대하증

- 백탁은 오줌의 색깔이 뿌옇게 나오는 것을 두고 하는 말이다. 많이 나오면 신장이 나쁘다는 증거이다.
- 껍질 벗긴 동과를 약간 노랗게 볶아서 가루로 만들고 매일 3회 식전마다 밥물로 2돈중 (7.5g)씩 오래 복용을 하면 효과도 좋고 보약도 된다.

## 대소장염 및 맹장염

> 동과 ···························· 1돈중 (3.75g)

- 매일 삶아 그 물을 마시면 된다. 여기에는 설탕을 감미해도 무관하다.

## 허리를 삐였을 때 (디스크)

- 동과 껍집을 태워 재를 만들어 따끈한 술로 2돈중 (7.7g) 마신다.

## 모든 열성병 (諸 熱性病)

- 매일 동과 1돈중 (3.75g) 을 삶아 그 물을 마시면 된다. 고혈압, 상한 (傷寒), 독감, 열경풍 (熱驚風), 뇌막염, 고열병인 사람에게는 매일 3~5회

동과를 한 그릇씩 마시면 된다.

## 사지 (四肢) 및 전신 수종 (水腫)

• 신장이 나빠져 팔다리가 붓고, 전신이 붓는 것을 말한다.

| | |
|---|---|
| 동과 껍질 ·························· | 3돈중 (12g) |
| 복령 껍질 ·························· | 3돈중 (12g) |
| 방기 (防己) ························· | 3돈중 (12g) |

한 첩으로 해서 달여 먹는다. 이것을 매일 3회씩 식간마다 한 번씩 복용하면 된다. 동과는 한마디로 차 (茶)이면서도 식품이라고 할 수가 있다. 수종병과 간장병 환자에게는 이 약을 오래 먹일수록 좋다. 미용에도 대단한 효과가 있다.

## 소아의 해수 기침

| | |
|---|---|
| 껍질 벗긴 동과 ···················· | 5돈중 (약 19g) |

물 두 사발을 부어 달여서 반이 되면 꿀 반 그릇과 섞어 매일 3~5회 수시로 큰 숟가락으로 먹인다.

## 기관지가 나빠서 해수 (咳嗽)가 있을 때

| | |
|---|---|
| 동과 ······························ | 10 개 |
| 맥문동 (麥門冬) ···················· | 1냥중 (37.5g) |
| 꿀 ································· | 1 티컵 |
| 물 ································· | 3 사발 |

달여서 반이 되면 즙을 낸 뒤 3등분을 해서 이것을 매일 3차례 식후마다 먹는다.

| | |
|---|---|
| 동과 ······························ | 1근 (600g) |

편을 썰어서 빙당 (氷糖) 적당량과 물 2~3 사발로 달여서 반이되면 따끈한 물로 함께 마시면 된다.

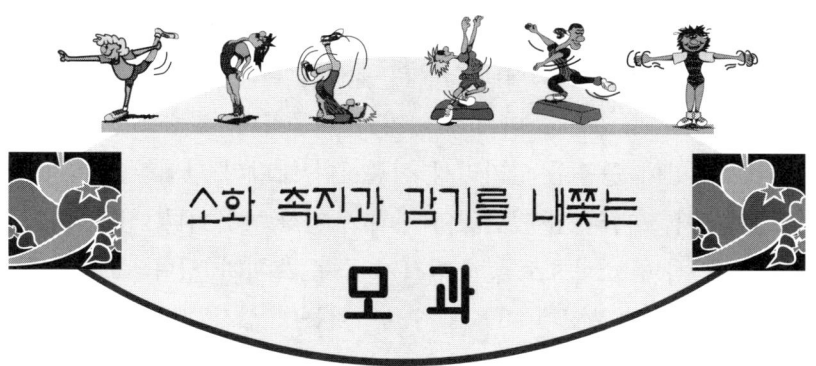

# 소화 촉진과 감기를 내쫓는
# 모 과

우리 말에 '과일 망신은 모과가 시킨다'라는 말이 있다. 이처럼 모양이 울퉁불퉁하게 생겨 볼품이 없는데다 향기와 빛깔은 좋으나 맛을 보면 시고 떨떠름해서 상을 찡그리게 된다. 그러나 모과의 겉 모양보다는 향기가 더 좋다는 것은 어느 누구나 다 인정하고 있는 일이다.

모과는 능금나무과에 속하는 낙엽 활엽 교목인데 높이는 6m 이상까지도 자라며 줄기에 바늘 모양의 구름 무늬가 있고 잎은 타원형으로 생겼다. 4월에 담홍색 꽃이 가지 끝에 하나씩 매달린다. 열매는 가을에 수확을 하게 되는데 서리가 오면 노랗게 익고 겉 모양은 위에서도 말했듯이 울퉁불퉁하게 생겼다. 이 원산지는 이웃나라 중국이라고 하는데 한국, 중국 그리고 일본 등지에서 주로 분포하고 있다. 특히 전남, 충남, 경기도 지방에서 많이 생산 된다.

모과의 성분은 당분이 5% 가량으로서 과당의 형태로 들어 있다.

단 맛을 주는 이 과당은 다른 당분에 비해 혈당(血糖) 상승을 막아 주는 것으로 유명하다. 체내 당분의 흡수를 더디게 하는 것은 물론 이미 흡수된 당분을 소비시켜 버리기 때문이다. 칼슘, 칼리, 철분 등의 무기질이 풍부한 알카리성 식품이며 소량의 단백질이 함유되어 있다. 이 모과의 신 맛은 사과산과 유기산 때문이다. 신진대사를 원활하게 하며 소화효소를 촉진시켜 주는 효과가 있다. 그밖에 떫은 맛은 탄닌 성분인데 피부를 수축시키는데 설사(泄瀉)로 고통받는 이에게 한방에서는 이 처방을 하는 이유가 여기에 있다. 본초강목(本草綱目 : 중국 고대의 한방 처방)을 보면 다음과 같이 기록되어 있다. '모과는 주독을 풀고 가래(淡)를 제거한다. 속이 울렁일 때 먹으면 가라 앉고 이것을 구워 먹으면 설사에 잘 듣는다. 기름에 적셔 머리에 붙이면 백발이 흑발로 변한다'라고 기록되어 있다.

한방에서는 주로 겨울약으로 모과를 사용한다. 이 과일에는 석세포(石細胞)가 많아 그냥 먹기에는 않좋고 주로 가공을 해서 먹는 것이 좋다.

모과수(木果愁) : 껍질을 벗기고 푹 삶아 꿀에 담가 삭인 것
모과정과(木瓜正果) : 모과를 삶아 꿀과 물을 섞어서 끓여낸 음식
모과죽(木瓜粥) : 모과를 말려 가루를 내고 좁쌀이나 찹쌀 뜬 물에 쑤어 생강즙을 섞은 것

모과편(木瓜片)과 같이 떡을 만들어 먹는 경우도 있다. 그러나 뭐라고 해도 모과를 가장 손쉽게 가공해서 먹는 방법으로서는 모과차와 모과주라고 할 수가 있다. 풍미있는 향을 곁들일 수가 있기 때문이다. 모과를 만져보면 껍질이 끈끈한데 그것이 향미 성분인 정유분(精油分)이다. 그러므로 모과 술을 만들 때는 껍질을 벗기지 않고 그대로 담는 것이 원칙이다.

　모과를 2mm 가량의 뚜께로 얇게 썰어 말려 두었다가 생강 한쪽을 같이 넣고 끓이면 홍차 색깔처럼 빨간 색상이 된다. 말리지 않은 모과도 얇게 썰어 살짝 삶아서 꿀이나 설탕에 저려 두었다가 끓일 때 유자를 조금 띄우면 그 맛이 더욱 잘 우러난다. 모과주는 생모과를 얇게 썰고 모과 양의 3배 소주를 부워 담근다. 이 때 포도당이나 설탕을 모과 양의 1/3~1/5 가량을 넣어 서너달 지나면 익는다. 모과를 건져내고 밀봉하여 서늘한 곳에 두면 위스키 모양의 색깔이 되어 고운 모과주가 된다.

　모과는 소화촉진을 시켜주며 설사 후에 오는 갈증도 막아주는 역할을 한다. 폐와 위를 튼튼하게 해주는 과일로 오래전부터 널리 알려져 있다. 그리고 독이 없는 과일이라고 한다.

## 구토, 설사, 이질, 복통

• 곽란이라고 하는 심한 구토 및 설사와 복통에 유효하다.

　　　　모과 (쇠칼로 잘라서는 안된다) ·········· 3~4조각
　　　　뽕나무 잎 ································ 7 매
　　　　대추 (大棗) ······························ 3개

같이 삶아서 한 차례 복용해서 낫지 아니하면 또 한차례 해서 먹는다.

　　　　모과 ································· 1 돈중 (3.75g)

술과 같이 삶아 그 물을 자주 마시면 낳는다.

　　　　모과의 나무가지 잎 ······················ 약간

삶아서 그 물을 마시면 낳는다. 모과를 으깨여서 즙을 낸 뒤 온수에 타서 매일 3차례 식간마다 복용하면 된다. 마른 모과면 물에 불렸다가 즙을 짠다.

## 수족 근골 (手足筋骨) 이 삐어 아플 때

• 팔과 다리를 다쳐 삐거나 인대가 늘어 났을 때를 의미한다.

- 모과를 썰어서 술과 물을 반반씩 타서 삶은 뒤 잘 찧어 환부에 바르면 된다. 식으면 뜨거운 것으로 바꾸고 1일 3회씩 바꾸어 가면서 먹으면 더욱 좋다.

## 신경통, 사지마비, 동창, 식은땀 나는데

- 주로 몸이 허해져서 신경통이 생기고 식은 땀이 날 때 주로 사용이 된다. 이것을 '木果補神丸'이라고 이름해 부른다.

| | |
|---|---|
| 모과 | 1개 |
| 황기 가루 | 5돈중 (19g) |

꼭지가 있는 쪽을 약 2cm 뚜껑으로 잘라놓고 그 속에 황기 가루를 넣고 닫는다.

| | |
|---|---|
| 모과 | 1개 |
| 창충 | 2.5돈중 |
| 진피 | 2.5돈중 |

| | |
|---|---|
| 모과 | 1개 |
| 오약 (烏藥) | 2.5돈중 |
| 복신 (茯神) | 2.5돈중 |

| | |
|---|---|
| 모과 | 1개 |
| 위령선 (威靈仙) | 2.5돈중 |
| 두루미랭 (亭歷) | 2.5돈중 |

베어낸 모과를 담고 참대 꼭지로 잘 꽂아 4개의 모과를 사기 그릇에 담고 모과 양의 반 정도의 고량주나 소주를 붓고 찜통에 넣어 12시간 되도록 찐다. 그 다음 모과를 꺼내어 햇볕에 말려 가루를 만든다. 또 밀가루를 노랗게 볶아 함께 섞어 녹두알 크기의 환을 만든다. 이것이 '목과보신환'이다. 온수나 술로 식후 50알씩 복용한다.

## 각기수종 (脚氣水腫), 동양 (疼痒)

- 신장이나 각기로 아랫다리가 붓고 가려워 견딜 수 없는 것을 말한다. 모과나무의 가지나 잎 그리고 근피 (根皮)를 삶아 발을 물에 담그고 씻으면 낳는다.

## 천식, 기침

• 모과 잎을 따서 삶아 그 물을 마신다.

## 풍습마비(風濕痲痺), 각기습비(脚氣濕痺), 디스크, 사지관절 풍습

• 주로 마비증상과 허리의 동통 관절염 등이다.

　　　　　모과(말린 것) ······················ 5돈중(3kg)
　　　　　술 ······································· 10근(6kg)

1개월간 담가 두었다가 매일 1~2잔씩 마신다.

## 폐결핵(肺結核)

• 얇게 썰어 그늘에서 말린 모과 2~3조각을 2홉의 물에 달여서 계속
하면 기침도 멎고 결핵에 효과가 있다.

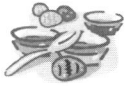
　　　　　※ 모과즙

생즙은 각기병에 효과가 있다. 복통, 기침, 토사 등에 좋으며 겨울 해
소기침에도 좋다. 껍질을 벗기고 과육만을 쥬서에 넣어 짜낸다.

① 손으로 만들 때는 강판에 갈아서 물을 조금 타서 전체적으로 고
　루고루 버무려서 가제로 짜서 즙을 낸다.
② 단용보다 혼용이 좋다. 당근, 사과 등을 혼합한다.
③ 생즙을 아침 공복시 한 컵씩 마신다. 기관지염과 기침에 효과가
　있다.

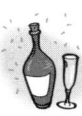
　　　　　※ 모과주 담는 법

잘 익은 모과를 사용한다. 참모과를 사용을 하면 더 좋다. 이 참 모
과는 껍질이 엷고, 색이 붉은 듯 누르며 향긋하고 달며 시고 텁텁하
지는 않다. 상한 것과 흠집이 난 것은 골라 없애고, 씻어서 헝겊으로

물기를 닦는다. 재료는 모과 500g, 소주 1.8ℓ, 설탕 700g. 가로로 4조 각을 내고 세로로 여러 조각이 나도록 한다. 씨도 함께 용기에 넣는 다. 모과와 함께 넣고 한 숟가락을 뿌리고 또 모과 한 개 넣고 설탕 을 뿌리며 차곡차곡 쌓도록 한다. 1주일이 지나면 이 모과가 설탕에 잘 절여져서 모과즙이 생기며 대단히 향긋하다. 그때 소주를 붓고 향기가 없어지지 않게 밀봉을 해서 햇볕이 들지 않는 서늘한 곳에 저장을 한다. 3~4개월 두면 잘 익게 된다. 이때 색깔은 연한 호박색 이 된다. 이 술은 대단히 향기롭고 감미와 산미가 잘 조화되어 비장 의 진주 (珍酒) 라고 할 수가 있다.

① 모과술은 처음에는 소주는 넣지 않고 모과와 설탕 만을 섞어서 1 주일 동안 둔 다음 소주를 붓는 것이 더욱 맛 좋은 술을 얻게 된다.

② 채에 받쳐 윗물 (맑은 술) 을 뺀 찌꺼기에 설탕을 넣지 않고 소주 를 그 양의 3배 붓는다. 이것을 1년 이상 밀봉하여 저장을 해두 면 (오래 둘수록 좋다) 빛깔과 향기가 아주 좋은 술을 얻게 된다. 이때는 소주를 붓고 항아리 밑에 가라 앉아 있는 당분을 깨끗한 막대기로 두세번 저어 새롭게 추가시킨 소주에 고루 당분이 스며 들도록 하면 좋다. 술의 찌꺼기를 건져 내지 않고 쓰면 더욱 맛 좋고 향기로운 술을 계속 사용할 수가 있다.

모과술의 감미롭고도 향긋한 향은 식욕을 돋아준다. 맛은 새콤하 고 약간 떫은 맛이나며, 그 조화가 적절하여 그대로 마셔도 좋고 다른 과실주와 칵테일해서 먹어도 좋다. 특히 오디술과의 칵테일 은 색과 향이 함께 어우러져 천하일품의 미주 (美酒) 로 손꼽힌다. 소다수나 아니면 콜라로 칵테일해도 좋다.

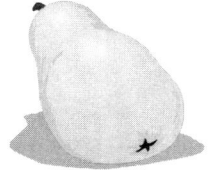

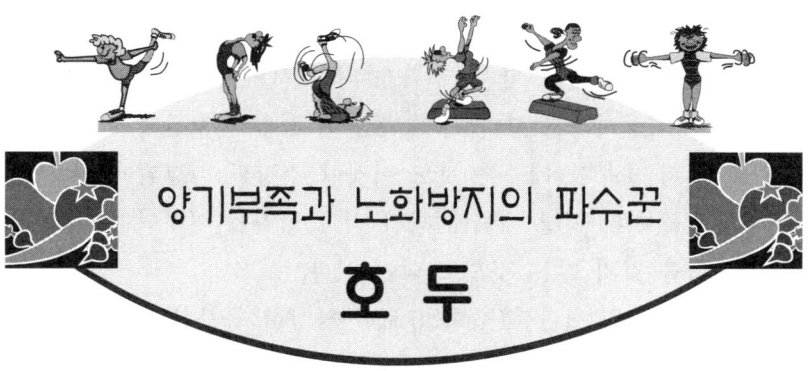

양기부족과 노화방지의 파수꾼

# 호 두

호롱불 등잔 대신에 반토막 낸 호두에 심지를 박아 이 불로 책을 읽었던 우리 조상들의 낭만이 있다.

호두의 원산지는 북반구의 온대지역으로 쌍자엽식물에 속한다. 우리 나라에는 쌍자엽 식물로 굴피나무와 가래나무 그리고 호두나무가 있다. 호두는 강도(羌挑), 당추자(唐楸子), 추자(楸子), 핵도(核桃)라는 다른 이름이 있다. 단단한 껍질을 벗기면 속이 복잡하게 되어 있는데 마치 종이를 구겨놓은 것 같기도 하고 흡사 계곡 많은 산과 구양 계곡과 같기도 하다. 그래서 그런지 무슨 일이 복잡해서 얽힌 일을 가지고 '호두속 같다'라고 한다.

호두에는 영양가 높은 양질의 단백질과 지방분이 많아 칼로리가 높은 식품이기 때문에 귀족들의 사랑을 흠뻑 받아왔다. 통계에 의하면 하루 호두 세알만 먹으면 그날 공급할 지방분이 충분하다고 한다. 그래서 병상에 있는 환자가 호두를 곁들어 먹으면 회복이 아주 빨라진다고 하는데 특히 얼굴에 기름기가 끼고 혈색이 돌며 머리카락에 윤이 난다고 한다. 추위를 타는 사람에게는 추위를 이기는 훌륭한 식품이라고 한다. 우리 풍습에 정월 대보름날 아침 부름이라고 해서 호두를 깨무는 것도 이것이 건강과 직결되어 있는 식품이기 때문이다. 이날 새벽에 까서 먹고 껍질을 버리면 한해 동안은 부스럼을 앓지 않는 것으로 되어 있다.

호두, 밤, 잣은 견과류(堅果類)로서 영양이 풍부하다. 그래서 이것을 먹으면 엄동설한에 건강을 지키는데 큰 도움을 준다. 단백질을 구성하는 아미노산으로는 체중증가에 필요로한 '트립토판'이나 '디아미노산'의 함량이 많이 들어 있다. 단백질의 함량은 육유보다 많으며 지방은 돼지고기의 2배나 된다고 한다. 돼지고기나 쇠고기와 같은 육류지방은 포화지방산이 대부분이다. 그래서 비필수지방산(非必須脂肪酸)이 많아 이것을 많이 섭취하게되면 심장병이나 아니면 동맥경화증이 되기가 쉽다. 그러나 호두의 지방은 불포화산이므로 콜레스톨이 혈관에 부착되는 것을 막아준다. 따라서 스테미너 지방으로는 동물성 지방 아닌 식물성 지방이기 때문에 상관이 없다고 할 수가 있다. 호두에는 무기질과 비타민 $B_1$이 아주 풍부해서 영양면에서 아주 그만이다. 그래서 호두를 계속 먹으면 얼굴에 윤기나고 고와지므로 노화방지에 가장 적절한 과일이라고 할 수가 있다.

중국에서는 호두를 귀족 미용식으로 취급 받고 있다. 본초강목의 기록에서 보면 '호두는 간을 보호하고 허리와 무릎을 따뜻하게 해주며 가래를 삭혀준다'라고 하였고 이것 말고는 '신장기능을 강화해주고 기억력을 강하게 하며 신경쇠약에 이용된다'라고 했다. 호두를 프랑스나 미국에서도 고급 견과로 알아주며 호두기름은 특히 용도가 다양하다.

## 소변을 자주 보는 다뇨(多尿)

• 한방에서는 아랫배 신장 부위가 허해져서 생긴 것으로 보고 있으나 양방에서는 당뇨병 말고는 별관심을 크게 갖지 않는다.

>         호두(껍질을 벗긴 것) ············· 1개

불에 이것을 굽는다. 그리고 공복시에 술로 복용하고 취침 전에도 먹으면 좋다.

## 오한, 한열, 동통

• 열이 있다는 것은 감기로부터 전염병에 이르기까지 다양한 원인이 있다. 열이 나고 몸이 쑤시고 동통을 느끼게 될 때

>         호두 ································· 3개
>         파(흰 것, 한치짜리) ·············· 3개
>         생강 ······························· 3조각

삶아서 먹고 이불을 뒤집어 쓰고 있으면 곧 오한이 낫는다.

## 어린이 기침, 노인의 해소(咳嗽)

>         호두(껍질을 벗긴 것) ············· 1돈중(3.75g)
>         살구씨(꼬지 땐 것) ··············· 1돈중(3.75g)
>         생강(조각) ······················· 1돈중(3.75g)

삶아 차 마시듯 하루 한 컵씩 복용한다.

>         호두(껍질을 벗긴 것) ············· 7개
>         인삼(人蔘) ······················· 2돈중(7.5g)

달여 마신다.

>         호두(속 껍질 있는 것) ············ 1개
>         인삼 ······························· 3돈중(3.75g)

달여서 매일 3회 식후마다 1첩씩 복용하면 효과가 있다.

>         호두(내피는 그대로 두고) ········ 3개
>         빙당(氷糖) ······················· 1돈중(3.75g)

함께 끓인 물로 매일 3~5회 복용한다. 이 처방은 신허요통 (**腎虛腰痛**) 및 이명이통 (**耳鳴耳痛**) 에 효과가 있다.

## 어린이 백일해 (**百日咳**)

> 호두 ····························· 2~3개

장복하면 낫는다.

## 하복통 (**下服痛**)

• 하복통하면 광범위 하지만 주로 위, 장, 신장 등을 의미한다.

> 호두 (옹군) ························· 1개

태워서 가루를 만들어 뜨거운 술로 복용하면 곧 낫는다.

> 호두 (옹군) ························· 1개
> 대추 (**大棗** : 씨 뺀 것) ············ 1개

함께 볶아서 가루를 만들어 뜨거운 술로 복용하면 곧 낫는다.

## 중이염 (**中耳炎**), 이수통 (**耳水痛**)

• 감기를 앓았거나 혹은 어린이가 홍역으로 기침을 하면서 동시에 귀 앓이를 하는 수가 있다. 그밖에 물이 들어 갈 수도 있고 아니면 성냥 개비 등으로 귀를 후비다가 발병할 수도 있다. 머리를 세게 얻어 맞 았거나 뺨을 강하게 맞았을 때 출혈하는 경우도 있다. 이런 것을 한 방에서는 모두 이수통이라고 한다.
• 호두 기름을 짜서 아침 저녁으로 귀에 넣으면 된다.

## 부딪히거나 아니면 심하게 맞은 타박상 (**打撲傷**)

> 호두 (살) ···························· 7개

으깨어 술로 복용을 하면 된다. 매일 2~3회 복용을 한다.

## 유선염 (**乳腺炎**)

• 아기를 낳고 유방이 가라 앉으면서 벌겋게 부어 오르면서 쑤시게 된다.

　　　　호두 (살) ················· 7 개

껍데기를 벗긴 뒤 찧어 따끈한 청주로 2~3회 복용한다.
딱딱한 껍질을 많이 태워 가루를 만들고 이것을 술로 혹은 술반 물
반을 타서 2돈중 (7.5g)씩 매일 3차례 식전마다 복용을 하면 된다.

## 임질, 매독, 독창 (毒瘡)

• 임질이나 매독은 성병이므로 즉시 퇴치하지 않으면 여러가지 감염
이 오기 마련이다. 특히 매독은 임산부의 태아에 끼치는 영향이
많고, 입천장에 헌데가 생기고 코가 내려 앉는 등 독창이 생길 수
있다.

　　　　호두(옹군) ················· 7 개

까맣게 태워서 가루로 만들어 온수나 술에 타 마시고 이 호두를 씹
어서 창에 자주 바꾸어 바르면 좋다.

　　　　호두 (살) ················· 2돈중 (7.5g)
　　　　대맥 (大麥) ················· 1돈중 (3.75g)
　　　　복령 (茯笭) ················· 5푼 (2g)
　　　　감초 ················· 5푼 (2g)
　　　　등심초 (燈心草) ················· 5푼 (2g)

함께 달여 먹는다. 매일 3회 식전마다 한 번씩 복용한다.

## 음낭염 (陰囊炎)

• 남성의 신낭 (腎囊)이 부었을 때를 말한다. 양구를 심하게 채여 맞았
거나 성병을 오래 앓았을 때 이와같은 증상이 난다.

　　　　호두(마른 호두살 큰 것) ·············· 1개
　　　　백강잠 (白彊蠶) ·············· 1~2개

호두 안에 끼워서 삼실로 매고 불에 태워서 잿가루를 만든다. 이것
을 술반 물반으로 데워 아침 저녁 하루에 2회 1~2일간 복용한다.

## 옹종 (擁腫) : 종기가 터져서 아물지 아니 할 때

호두 (껍질 그대로) ····················· 1 개

태워 잿가루를 만들어서 술로 내복하고 외부에는 호두살을 씹어 바른다.

## 불면증 (不眠症)

호두 (속 껍질 벗기지 말 것) ········ 3~5 개

10 일간 복용을 하면 효과가 있다.

## 해수 (咳嗽), 담천 (痰喘)

호두 (껍질이 있는 호두살) ············ 1 개
호두 (껍질이 있는 호두살) ······· 1 개
인삼 (人蔘) ························· 1 돈중 (3.75g)

달여서 매일 3 차례 식후마다 1 첩씩 복용한다.

호두 (내피는 그대로 두고) ······· 3 개
빙당 (氷糖) ························1 돈중 (3.75g)

끓인 물로 복용한다. 본 처방은 신허요통 (腎虛腰痛) 에도 효력이 있다.

## 갱년기의 양기부족 (陽氣不足)

• 보골지 (補骨脂) 4 냥중 (150g) 을 고소하게 볶고 토사자 (兎絲子) 4 냥중 (150g) 을 깨끗하게 걸려 물에 하룻밤 담군다. 3 시간후 쩨서 말린다. 그리고 호두살 (외피는 버리고 내피가 있는 것) 1 냥중 (3.75g), 유향 2.5 돈중 (10g), 모려분 (牡蠣粉) 과 함께 볶아 두고 몰약 (沒藥) 2.5 돈중 (10g) 등 6 종류의 재료를 부드러운 가루로 만들어 연밀 (練蜜 : 꿀) 10 냥중 (3.75g) 과 개어 녹두알 크기의 환약을 만든다. 약간 탄 소금물로 30~40 알 먹고 저녁에도 30~40 알을 약 100 일간 복용을 한다. 장복을 하면 신장을 강하게 하고 머리가 허옇게 되지 않으며 흰 머리도 검게된다.

## 심장병 (心臟病) 혹은 심계항진 (心悸亢進)

• 심장이 약한 사람으로 가슴이 두근 거리며 높은 곳에 오를 때는 숨이 가쁘다.

> 호두(껍질 벗긴 것) ············· 20개
> 대추(大棗) ·················· 20개
> 꿀 ···························· 2냥중 (75g)

잘 개어 풀처럼 만든 다음 이것을 매일 3~5차례 따끈한 물에 술을 약간 넣어 큰 숟가락으로 3개씩 복용을 한다.

## 신경쇠약 (神經衰弱)

> 호두(껍질 벗긴 것) ············· 3개

• 1회 3개씩 취침 전에 복용을 하고 소아에게는 매일 아침 저녁으로 1개씩 먹인다.

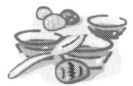 ※ 호두차

폐의 활동을 윤활시키고 장과 신장을 튼튼하게 한다. 양기를 돕고 강정 (强精), 보뇌 (補腦)의 효과가 있다. 가정에서 자주 끓여 먹을 수 있는 차이다.

> 호두(속껍질을 벗긴 것) ········· 약간
> 얼음빙낭 ····················· 약간

걸죽하게 해서 빈 항아리 단지에 담아 놓았다가 밀봉하여 둔다. 먹을 때는 큰 숟가락으로 하나씩 떠서 뜨거운 물에 풀어 마시면 된다.

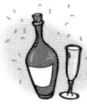 ※ 호두 주스는 치매 예방에 그만

기초체력의 향상, 건뇌강정 (健腦强精) 노화방지, 아름다운 피부, 기미제거, 변비와 생리불순, 이명, 불면증의 해소, 중풍예방, 노이로제 건치

등에 주로 효과를 본다. 리롤산, 주석산, 비타민 $B_1$, $B_2$, E, K, 양질의 고단백질을 그대로 인체에 공급하는 효과를 얻을 수 있다.

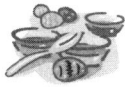 ※ 호두즙 가루 만드는 방법

호두의 열매를 뜨거운 물에 담궈 떫은 껍질을 벗긴다. 쌀과 말린 대추를 합쳐 믹서에 갈고 꿀이나 사탕수수즙을 넣어 반나절을 불로 끓인다. 연꽃의 열매를 넣으면 더욱 좋다. 연꽃의 열매 또한 강정강장 (强精强壯), 부인병 치료에 좋기 때문이다. 호두는 지질이 강하므로 산화하기 쉬운데 떫은 표피가 싱싱한 색이면 대부분 안심할 수가 있다.

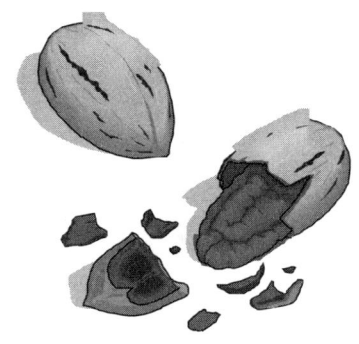

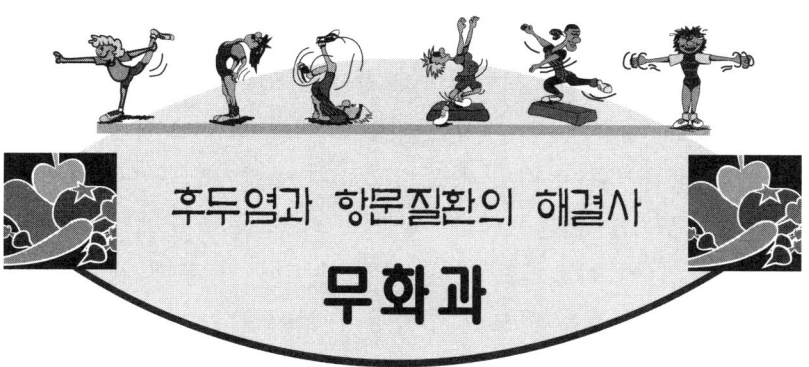

후두염과 항문질환의 해결사
# 무화과

무화과(無花果)라고 한 이름은 꽃이 없다라고 하는 의미에서 붙혀진 이름이다. 그러나 사실은 꽃이 없는 것이 아니고 보이지 않은 뿐이다. 같은 과에 속하는 뽕나무 열매를 뒤집어 놓은 것과 같은 비슷한 모양이다.

무화과는 여느 과일과 달라서 여러 가지 얽힌 이야기가 많다. 성경에 보면 무화과나무가 짙어서 여름 더위를 충분하게 피할 수 있으므로 평화로운 영속을 비유하고 있으나 또 다른 면에 있어서는 반대로 영속적인 종교에 대한 심판으로 열매없는 나무라 하여 심판을 하고 있다. 낙엽 활엽 과목인데 높이가 3m가량 자라고 팔손이와 비슷하게 생겼다. 그리고 잎새가 3~5 갈래로 갈라져 있다. 꽃은 봄과 여름에 담홍색으로 피고 과실은 은화과(隱花果)로서 가을에 암자색으로 익는다.

지중해 연안 소아시아, 아라비아 등이 원산이라고 한다. 한국

중남부, 제주도, 일본, 중국에 주로 분포하고 있으나 특히 일본에 많다. 대부분 정원에 심는 것이 보통인데 어디서나 가지 줄기를 꺾어 심어도 잘 자란다. 과실은 과일 그대로 먹기도 하지만 말려서 쨈을 만들거나 아니면 통조림으로 가공하기도 한다. 잎새는 단백질과 무기질이 많고 그 유즙으로 회충 등의 구제약과 신경통 약제로 많이 이용되고 있다. 특히 손이나 발 등에 생기는 사마귀에는 이 유즙을 바르면 깜쪽같이 없어진다. 당분은 대부분 과당과 포도당으로 이루어져 있고, 유기산이 0.1~0.2% 가량 들어 있다.

무화과를 분석해보면 단백질 분해효소라고 할 '휘신'의 성분이 들어 있어서 고기를 부드럽게 만드는 연육제(軟肉劑)로 많이 활용된다. 고기에 재어두면 단백질 분해가 일어나 연해지고 맛도 한층 좋아진다. 하지만 고기 위에 미리 재어 놓아야지 그렇지 않고 즉석에서 그대로 뿌린다면 그리 큰 효과는 없다. 무화과가 익을 때 나타나는 암자색 색상은 안토치안이라는 성분으로 비타민과는 관계가 없는 것으로서 영양이 되는 성분은 아니다.

품종으로서는 카프리, 스미루나, 밋숀, 산페트로 등의 종류가 있다. 무화과의 건과를 만들 때에는 나무통이나 에나멜을 입힌 냄비에 1~3%의 수산 나트륨의 용액을 넣고 소쿠리에 무화과를 담아 30초 내지 60초 가량 담근 뒤 찬물에 담구어 껍질을 벗긴다. 껍질 벗긴 무화과를 유황훈증 밀폐실 안에서 과일 10kg에 30g의 황을 태워서 15~30분간 처리를 한 다음 60℃가량의 열풍에서 건조를 시킨다. 곶감을 만들때도 이런 요령으로 매만지면 표면에 분(粉)이 묻는 건과가 된다. 여기서 하얗게 핀 가루는 포도당인 과당과 매닛이라고 하는 성분이다. 그러나 과실 자체는 오래 보관할 수가 없으

므로 건조 시켜 두는 것이 좋다. 일부는 소금에 절여 일광에 말린
다음 여러 증세가 나타났을 때 수시로 먹으면 좋다.

---

## 치질 (痔疾), 치루 (痔漏), 치창 (痔瘡)

• 항문의 병인 치질에는 치열 (痔裂), 치핵 (痔核), 치루 (痔漏) 등이 있
  다. 치핵이 부풀어 항문밖으로 튀어 나오는 것을 탈항 (脫肛) 이라고
  한다. 대부분 배변때 점막에 상처가 나서 출혈하는 것으로 휴지에
  묻을 정도가 있고, 똑똑 떨어지는 것, 심하게 흐르는 것 등이 있다.
  작은 출혈이라도 매일 되풀이 하면 심한 빈혈이 생겨 가슴이 두근거
  리고 심장이 나빠진다. 치핵이 커지면 배변때 빠져 나오고, 심하면
  보행이 부자연스럽다. 치창 (痔瘡) 은 치루 혹은 항위농양 (肛圍膿瘍)
  을 말하는데 피부 바로 밑에 생기는 표재성농양 (表在性膿瘍) 은 증
  세가 심하면 벌겋게 붓고 저절로 터져나와 치루를 만든다.

  |  |  |
  |---|---|
  | 무화과 | 2 개 |
  | 괴화 (槐花) | 5 돈중 (19g) |
  | 돼지고기 | 1 근 (600g) |

  함께 졸여 이것을 매일 3 차례 식간마다 먹는다.
  소금에 절인 무화과를 내복하고 무화과 잎 다량을 삶은 물로 외부에
  적시면서 자주 씻으면 된다. 그리고 용법은 매일 무화과 말린 것을
  4~5 차례 먹고 잎탕 (葉湯) 으로 3~5 차례 씻으면 효과적이다.
  무화과 약간을 꿀에 넣고 그릇에 담아 흐물흐물할 때까지 쩌서 이것
  을 매일 아침 저녁으로 식전에 먹으면 된다.

## 인후통 (咽喉痛), 보후탕 (保候湯)

• 비인후를 보호하는데 백설탕과 무화과 3~5 개를 달여 먹으면 된다.
  아픔을 멎게 하는 효력을 갖는다. 연단 같은 데서 연설하는 사람들
  에게도 매우 유익하다. 여기에 꿀을 가하면 더욱 좋다.

### 위 암 (胃癌)

- 잎과 열매를 계속 달여 먹으면 효과가 있다.

### 어린이의 기관지염, 식욕부진, 소변이 적색일 때

무화과 ............................................. 10 개
돼지고기 (살고기) .......................... 반근 (300g)

- 오래 먹으면 효과가 있다.

### 허리와 등 척주가 붓고 아플 때

- 겨자가루를 술에 개여 바르면 좋다. 술은 고량주 또는 식용 주정이 좋다.

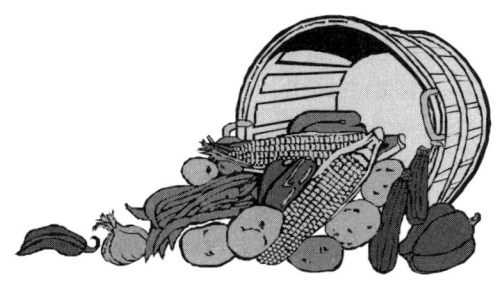

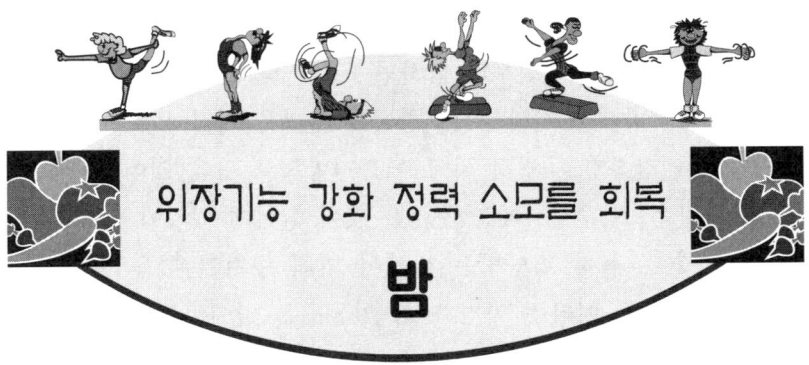

위장기능 강화 정력 소모를 회복
# 밤

밤. 이것은 사람의 콩팥과 같이 생겨서 '건과의 왕'이라고 불리울 정도로 존중받고 있는 과일이다. 밤 성분 중에는 특수한 단백질이 포함되어 있어서 인체 내에 흡수가 가장 빠른 것으로 되어 있다. 그러므로 신허(腎虛)는 물론 과음(過淫)에 의한 정력 소모를 즉시 회복해 주는 묘약으로 알려져 있다. 우리는 밤을 생각하면 군밤타령이 생각이 날 것이다. 삭풍이 부는 매서운 겨울 바람에 이 군밤 생각을 하노라면 따뜻하고도 훈훈함을 느낄 수 있다. 이렇게 군밤이 갖는 충실한 영양 때문에 옛부터 더욱 귀한 과일로 취급해 왔다.

밤의 원산지는 중국과 유럽이지만 지금은 여러 나라에서 재배되고 있다. 크게 나누면 첫째로 유럽종, 두번째는 미국종, 세번째는 중국종, 네번째는 일본종의 네가지가 대표적이다. 그런데 이 특성중 '유럽종'은 육질이 아주 단단해서 군밤이나 통조림 가공에 적당하고, 중국종은 대체로 알이 적고 단맛이 많아 군밤에 더욱 적합하다. 우리 나라에서는 오래전부터 밤하면 '평양 밤'을 떠올리는데 이것이 바로 중국밤에 속한다. 아마 중국과 가까운 지리적 조건 때문에 두만강이나 압록강을 건너 바로 이북지방으로 왔을 것이다. 이 밤의 속 껍질은 '탄닌산' 때문에 떫은 맛이 있는데 이것이 쉽게 까지는 것이 좋다. 특히 평양밤은 껍질이 쉽게 벗겨져 더욱 좋다라는 평을 받고 있다. 이와는 약간 달리 일본종은 알이 굵은 것이 특색이나 질이 단단하지 못해서 가공용에는 그리 좋지 않다고 한다.

성분을 보면, 단백질, 칼슘, 당질, 철분, 무기질, 비타민 A, $B_1$, $B_2$, 비타민 C 등 영양분이 골고루 들어 있다. 밤에 들어 있는 당질은 소화가 잘 되는 것이기 때문에 위장기능을 강화하는데 효과가 있다. 흔히 배탈이 났다고 해서 설사를 할 경우 이 군밤을 잘 씹어 먹으면 낳는다고 한다. 이것말고도 성장 발육기에 있는 어린이에게 이유식 대신에 밤을 먹으면 어느새 토실토실하게 살이 찌고 건강해진다. 또 몸이 쇠약한 사람이나 밥맛을 잃은 사람이 밤을 먹으면 식욕이 나고 혈색이 좋아져서 건강해진다. 이것은 피하지방이 군더더기로 있다는 것이 아니라 균형이 잘 잡힌 건강체를 말하는 것이다. 그럴 수 밖에 없는 것이 밤 속에는 칼슘, 철, 나트륨 이른바 뼈가 되고 살이 되는 성분이 골고루 들어 있기 때문이다. 탄수화물이 많아 소화가 잘 되고, 몸에 필요한 비타민 $B_1$이 쌀보다 거의 4배나 더 들어 있다.

이외에도 비타민 C로는 과일 말고 건피가 있는 과일로서는 제일 많이 들어 있다. 흔히 술안주로 생률이 자주 나오는데 역시 비타민 C가 소화를 잘 시키기 때문에 안주로 쓰는 것이다.

세계의 진미 (珍味)라고 호평을 받고 있는 프랑스의 명과 (名菓)

'마론 크라세'는 둘이 먹다 하나가 죽어도 모를 만큼 맛이 있다고 하는데 그 원료가 밤이다. 이유식, 밤단자, 밤편, 밤엿 등 무수한 음식 가운데 밤이 안들어 가는 것이 없을 정도로 다양하게 이용이 된다. 특히 밤주악이라고 하는 것은 황률(黃栗) 가루를 꿀에 반죽을 하고 계피, 생강, 대추, 깨, 잣 가루를 범벅하여 소를 넣고서 만두처럼 빚어서 기름에 튀기는 것으로 아주 풍미있는 음식 중 하나라고 할 수가 있다. 밤은 껍질에 윤이 나고, 단단한 것이 좋은 밤이라고 할 수가 있다. 날 것을 먹으면 허리와 다리의 무력(無力)을 치료하고 토사를 멎게하고, 창독(瘡毒)을 치료해 준다.

## 일반 설사

- 설사는 폭음, 폭식, 소화불량 그리고 위장염일 경우에 많이 나타난다. 설사는 장의 운동이 심하여 내용물이 소화도 되지 않고 지나가는 것이다. 이 설사의 횟수는 1일 1~2회 또는 그 이상일 경우도 있다. 일반 설사의 기간은 보통 2~3일이 있는가하면 장기적으로 여러 날 설사를 하는 경우도 있다.

  구운밤 ······························20~30개

## 하체가 무기력하고 신장이 좋지 않을 때

- 신장은 주로 뒤쪽 허리 부위 가까이에 있어서 반듯이 누워 장 아래를 깊이 눌러보면 아픈 감각을 느낄 수 있으나 옆구리나 허리가 아파도 같은 증세이다. 허리와 다리가 무력해 질 수 있는 것도 이 때문이다.

  생밤 ······························ 10~20개

  매일 먹으면 효과를 얻을 수 있다.

  밤(속 껍질 있는) ················· 10개

원두충 (元杜沖) ·················· 4냥중 (150g)

물 4사발로 삶아 반이 되면 3등분하여 이것을 매일 3회 복용을 한다.

알밤 ························· 14개

돼지고기 (콩팥 1개 편으로 썰은 것)

구워 먹으면 보신 (補身)에 효과가 있다.

## 감창종독 (疳瘡腫毒) 헌데, 부스럼, 외상

밤 ························· 2개

씹어서 바르면 된다.

## 토혈 또는 하혈 (下血)

• 밤을 태워 잿가루로 만들고 이것을 매번 온수로 2돈중 (7.5g)씩 3회 복용하는데 토혈에는 식후, 하혈에는 식전에 복용한다.

## 뼈가시가 목에 걸렸을 때

• 밤 (태워 잿가루를 만든 것)을 목에 붙혀주면 효과가 난다.

## 설사 구갈 (口渴)

• 설사를 하면 수분이 몸에서 빠져나가 구갈을 느끼기 마련이다.

밤 (껍질) ·················· 1냥중 (37.5g)

삶은 물을 마시면 된다. 매일 3~5회 마시면 된다.

밤 (껍질 벗긴 것) ·················· 7개

백변두 ·················· 1티컵

물 3사발을 반이 되면 매일 3~5차례 양껏 마신다.

밤 (껍질 벗긴 것) ·················· 1되

계내금 (鷄內金 : 씻어 말린 것) ·········· 4냥중 (150g)

먼저 계내금을 태워 잿가루를 만들고 밤은 쪄서 익힌 다음 말려서 가루로 만들어 복용 할 때는 밤가루 한 숟가락에 계내금 가루 반, 약간의 설탕과 끓인 물로 복용을 한다.

## 구루병 (枸瘻病) 및 영양실조

• 어린이가 세네살이 되어도 걷지 못할 때 생밤을 자주 먹이면 좋다.

## 식욕부진 (食慾不振)

• 밤가루를 섞어 죽을 만들어 먹인다. 밤죽은 옛날부터 진시황제의 회춘약이라 할 정도로 효과가 좋다.
황제는 만리장성과 아방궁을 만들어 미녀들과 즐거운 생활을 즐겼으나 신허 (腎虛)로 인해 고생하게 되었다. 그때 이 밤죽을 먹게 되었는데 그때부터 다시 식욕이 돌고 성욕이 왕성해 졌다고 전해지고 있다. 이토록 밤죽은 식욕과 원기 부족인 사람에게는 큰 효과가 있다.

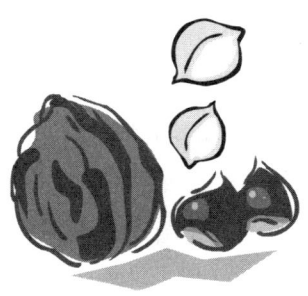

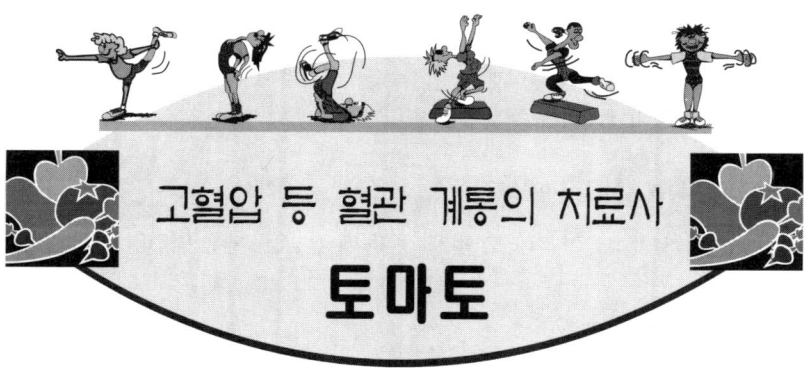

고혈압 등 혈관 계통의 치료사

# 토마토

토마토의 원산지는 고도의 문명을 누렸던 남미의 잉카제국이라고 전해진다. 입수 경로는 유럽을 거쳐 우리 나라로 들어 온 것으로 되어 있다. 처음 들어와서는 주로 관상용이었고 그후 식품으로 먹기 시작한 것은 불과 5~60년에 지나지 않는다. 토마토를 가리켜 일년감 혹은 남만시 (南蠻枾)라고 부른다. 일년감이라고 하는 것은 1년 식물이므로 이렇게 이름을 부른 듯 싶고, 남만시는 남쪽 야만족의 감이라고 이름 붙인 것으로 보고 있다. 최근에는 비닐 하우스 재배로 한 겨울에도 토마토를 먹을 수 있게 되었다. 또한 방울토마토라고 해서 기존의 주먹만한 토마토에서 작은 방울토마토까지 나와 있다.

토마토의 빨간 색상은 카로틴이라고 하는 물질 때문인데 그 중에서도 리코핀이라고 하는 성분이 주성분이다. 특히 가공품종이 빨간 것은 이 리코핀이 7~12mg 들어 있으나 생식용 품종인 핑크색인 것은 2~4mg에 지나지 않기 때문이다. 토마토는 빨갛게 익기 때문에 당근처럼 비타민 A가 많은 것으로 생각하기 쉬우나 실은 아주 적은 편이다. 고기나 생선 등 기름이 있는 음식을 먹을 때 토마토를 곁들여 먹으면 위 속에서 소화를 촉진시켜 주고 위의 부담을 가볍게 해서 산성식품을 중화하는 역할을 한다. 그리고 토마토 속에는 루틴이라고 하는 것이 들어 있는데 혈관을 튼튼하게 하고 혈압을 내리는 역할을 하기 때문에 고혈압인 사람에게 아주 좋은 식품이다. 또 조미료로서의 역할도 크다. 토마토를 농축시킨 '토마토퓨레'에 소금과 향신료를 조미한 토마토 소오스와 이보다 강하게 조미하고 단맛을 낸 토마토케첩 등 다양하다. 토마토 쥬스는 1928년 처음으로 상품화되었다고 하는데 즙에 소금을 0.5% 가량 넣고 살균한 것이다.

토마토가 환자들의 음료로 좋은 것은 유기산이 적어 자극성이 적은 반면 영양가가 우수하고 소화성이 좋기 때문이다. 무기질로 칼로리가 많기 때문에 소금을 찍어 먹는 편이 설탕을 찍어 먹는 편보다 좋다. 토마토의 껍질을 벗기려면 끓는 물에 잠깐 담갔다가 건져서 찬물에서 벗기면 잘 벗겨진다. 토마토의 가공품은 그 색깔이 아주 중요한 구실을 하게 된다. 토마토에 들어 있는 붉은 색상은 리코핀 외에 카로틴, 크사토필, 크리토크산틴이 있으며, 덜 익은 것에는 푸른색의 엽록소가 들어 있다. 따라서 가공용에 알맞은 토마토는 리코핀 함량이 많이 들어 있는 품종이라야만 한다. 같은 품종이라 하더라도 재배 환경이나 성숙도에 따라 큰 차이가 있다. 성숙할 때의 온도가 18~23℃이라면 리코핀이 잘 만들어져 색깔이 곱게 된다. 16℃이하나 30℃가 넘게되면 리코핀은 만들어지지 않고 노랑색이 강해진다. 여름에는 지나치게 더운 지방보다는 비교적 서늘한 곳이나 낮과 밤의 기온차이가 심한 곳에 재배되는 것이 빛깔이 좋다.

현대과학은 토마토의 의학적 효능을 장기간 외면해 왔다. 위암 발생률이 낮은 미국 하와이 주민들, 폐암이 드문 노르웨이 국민, 전립성암이 대체로 적은 미국인들이 즐겨먹는 식품중 토마토가 상위에 속한다고 하는 사실을 주목해야 한다. 고령자 집단 조사에서 토마토를 즐기는 사람은 그렇지 않은 사람에 비해 암으로 사망할 확률이 1/2이상 낮았다. 토마토를 먹으면 폐암에 걸릴 위험이 낮아진다고 하는 사실은 충격적이다. 미국인 1만 4000명, 노루웨이인 3000명을 대상으로 한 조사에서 한 달에 토마토를 14회 이상 먹는 사람은 1회 이하 먹은 사람에 비해 폐암 발병률이 매우 낮다고 하는 사실이 알려졌다. 그러나 항암물질인 베타카로틴은 토마토에 그리 많이 들어 있지는 않다. 다른 형태의 카로틴인 '리코핀'은 풍부하다. 이는 베타카로틴 이외에도 항암 작용을 하는 물질이 있음을 증명하는 것이다.

영국 과학자들은 맹장염을 예방하는 효능도 있다고 밝히고 있다. 한편 토마토는 악평을 받아온 과일이라고도 할 수가 있다. 과거에는 이 토마토를 '독경이 있는 가지과 식물'이며 관절염을 악화시킨다는 누명을 섰다. 알레르기와 환각작용을 이르키는 오해를 받아왔다. 모두 낭설에 불과한 것이다. 토마토는 구연산이나 사과산, 주석산, 호박산 등의 유기산이 풍부해서 피로 회복에 좋다. 운동을 심하게 한 뒤 이 신선한 토마토 주스를 마시면 피로를 빨리 풀 수 있다.

## 혈관경화 및 고혈압

• 고혈압의 원인은 혈관경화에서 오는 경우가 많다. 원인을 보면 전체의 90% 이상이 본태성 고혈압이고 그밖에는 유전이나 가족적인 경향이 있다고 본다. 사회구조가 복잡한 나라에서는 고혈압이 많이 있으나 이와 반대로 아프리카 같은 미개국 나라에는 고혈압이 적다. 이밖에 신장이 좋지 않다든가 아니면 임신중독증, 홀몬 장애 때에도 나타날 수도 있다. 고혈압성 심장질환은 소동맥들의 저항이 증가되어서 좌심실에서 평소의 펌프작용보다 강하게 피를 대동맥으로 내뿜어야 하는 결과가 된다. 혈관벽이 두꺼워지고 피가 흐르는 내관 (관) 이 좁아져 동맥경화증이 이루어 지는 것인데 이 결과 혈압이 높아지게 된다.

> 토마토 ………………………… 큰 것 1개
> 옥파 …………………………… 썬 것, 5~7조각
> 중국 미나리 (날 것) …………… 4냥중(150g)

물 5~6사발에 삶아 반이 되면 이것을 매일 3~5차례 마시면 된다. 5~6회면 효력이 있고 장복하면 완치할 수가 있다.
매일 3차례 식후마다 토마토 쥬스를 한 컵씩 오랫 동안 복용하면 된다.

## 심장쇠약 및 양기부족

• 심장은 가장 견고한 주머니로된 네 개의 부지런한 펌프 조직이다. 강한 심장이 어떻게 해서 병이날까? 심장병은 혈액순환의 고장으로 이루어진다라고 할 수 있다. 혈액 순환의 중추적 역할을 하고 있는 심장 자체에 고장이 일어나도 심장병이 되고 또 심장에서 나오고 있는 파이프와 같은 혈관에 장애가 있어도 병이 생긴다. 심장은 고장 부위에 따라서 병이 다르다. 심장병 내부의 고장으로 판막 고장이 나면 내부의 혈액의 흐름이 거꾸로 흘러 그에 해당하는 특유한 증상이 일어난다. 이같은 병을 판막증이라고 한다. 태아때 심장 형성에 고장이 일어날 경우 '선천성 심장병'이 되고 이것이 허혈성심장병이 된다. 허혈 (虛血) 이 되면 자연 빈혈 (貧血) 이 오고 빈혈이 계속되면 양기 (陽氣) 나 성욕이 떨어진다.

```
        토마토 ………………………… 10개
        쇠고기 (신선한 것) …………… 반근 (300g)
```

함께 삶아서 매일 세차례 식사시 부식으로 먹으면 된다. 오래 먹으면 효과가 좋다. 조미료를 넣어 먹어도 무관하다.

## 감기 및 열성병

• 감기도 열이 있으면 열성병이라 할 수가 있다. 그러나 여기서 열성병이라 하면 세균성 (細菌性) 을 말하는데 예를 들면 장티프스, 세균성 이질, 말라리아 뇌막염, 홍역 등을 말한다.

```
        토마토 ………………………… 3개
        쇠고기 ………………………… 4냥중 (150g)
```

국을 끓여 부식 대신 먹으면 된다.
토마토 주스를 매일 최소한 2~3컵씩 마시면 된다.

## 구감증 및 입가의 창증

• 구감증이라고 하는 것은 입안이 허는 것을 의미한다. 입가의 창증도 마찬가지다. 단순히 입이 허는 것이 아니라 매독이나 아니면 세균에 의해서 헌데가 생기는 것을 의미한다.
• 토마토주스를 자주 마시거나 이 즙 자주 바르면 된다.

## 풍습성 피부병 (風濕性  皮膚病)

• 한방에서는 찬 곳에 오래 있으면 이 냉기로 습이 생긴다고 하는데 피부병도 이와 마찬가지다.
• 토마토, 잎, 줄기 또는 뿌리 따위의 삶은 물을 자주 마시고 씻으면 효과가 난다.

## 눈이 빨갛게 충혈되거나 간장이 나쁠 때

• 간이 나쁘면 충혈이 된다고 한방에서는 믿고 있다. 즉 간과 눈은 형제와 같은 사이라고 믿고 있는 것이다.

토마토 ············································· 3개

소, 돼지, 닭 및 오리의 간 ················· 4냥중 (150g)

소금과 조미료를 넣고 국을 끓여 먹는다. 오래 먹으면 매우 효과적이다.

## 위산결핍증 (胃酸缺乏症)

• 위는 모름지기 산이 배출되어 입을 통해서 들어오는 음식을 삭히게 된다. 그러나 신체의 어떤 신진대사에 의해 산 (酸) 결핍증이 된다.
• 식후마다 토마토 1~2개를 먹거나 토마토 주스를 마시면 된다. 토마토는 독을 없애고 염증을 제거하며 살균하는 작용을 한다. 결석 (結石) 따위를 풀어주는 역할을 하고, 과산과다 또는 위산결핍증 때 먹으면 효과가 있다.

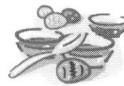 ※ 토마토즙 만드는 방법

• 꼭지를 뗀 토마토를 통째로 믹서에 넣고 짠다.
① 손으로 할 때는 잘게 썰어서 으깨여 삼베 헝겊으로 즙을 짜낸다.
② 1회에 400g 정도면 좋다.
③ 설탕보다 소금을 약간 넣은 것이 맛이 좋으며 아침 식전에 한 컵씩 마신다.
④ 고혈압이나 심장병에는 소금이 금물이므로 그냥 마시는 것이 좋다.
⑤ 토마토 생즙은 시간이 지나면 성분이 분리되기 때문에 만든 후 가능하면 빨리 마시는 것이 좋다. 토마토는 비타민과 미네랄이 고루 들어 있고 샐러드에는 비타민 $B_1$, $B_2$가 많이 들어 있고, 엽록소도 들어 있으므로 여름철 건강에 아주 좋다. 또 피로하기 쉬운 사람이거나 허약체질형 사람에게는 신진대사를 원활하게 해준다. 육식을 많이 먹어서 체질이 산성화된 사람에게는 특별히 좋다.

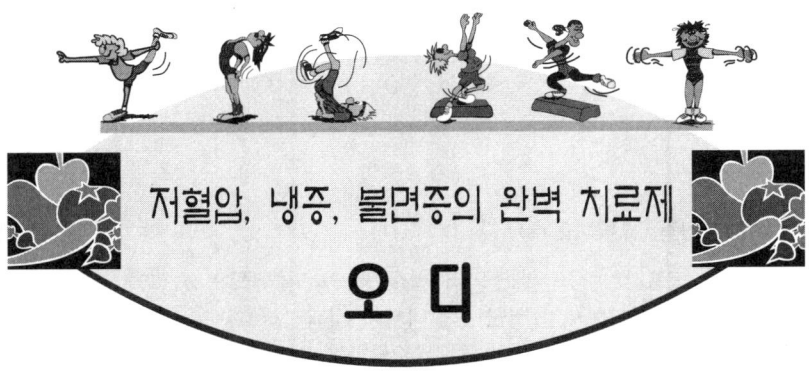

저혈압, 냉증, 불면증의 완벽 치료제

# 오 디

오디는 뽕나무의 열매를 말한다. 어릴 때 뽕나무에 올라가 입술을 파랗게 물들이면서 오디를 따 먹었던 추억을 가진 사람이 많을 것이다. 한때 시골에서 길삼나무로 이 뽕나무를 많이 심었다. 오디를 충청도 이남인 영남 일대에서는 오들개라 하기도 한다. 오디가 열리는 이 뽕나무에는 돌뽕나무, 몽고뽕나무, 뽕나무, 산뽕나무 등 여러 이름이 붙여지는 나무가 많다. 4~5월에 길이 3cm 내외의 수상화(穗狀花)의 자웅이 주로 피는데 화판이 없다. 핵과(核果)는 딸기와 비슷한 액과상(液果狀)이고 처음에는 빨간색이다가 점점 흑자색으로 익게 된다. 그러나 이 오디는 암나무에만 열리게 되어 있다.

한국, 중국, 일본에 주로 분포하는데 잎새는 양잠 먹이로 이용하고 뽕나무 나무껍질은 상백피(桑白皮)라고하여 약용에 사용된다. 열매인 오디는 술로도 빚으며 목재는 경대, 장농, 악기 등의 세공품에 쓰인다. 뽕나무 뿌리의 껍질은 한방에서 이뇨제 (利尿劑) 로 이용 되어 왔다. 그리고 뽕나무 고목에서는 뽕나무 버섯이 잘 자란다. 이 오디를 한방에서는 상심 (桑葚), 상실 (桑實) 이라고 한다. 예로부터 오디는 보건, 강장의 효과가 널리 인정되어 왔으며, 우리나라와 중 국에서는 상심주 (桑葚酒) 라고 해서 아주 귀한 술로 취급해 왔다. 상심주라고 하는 술은 오디를 말려 이것을 볶아서 헝겊으로 짜낸 물과 끓인 물 한 되에 꿀 두냥중, 포도주 두 홉의 비율로 섞고 약 1주일을 익힌 술이다. 그러나 지금은 다른 과실주와 마찬가지로 소 주에 우려서 쉽게 만들 수 있다. 오디는 처음에는 파랗고 차차 붉 어지다 다 익으면 자주빛에서 다시 흑색으로 변하게 된다. 완숙되 면 금방 뭉개지므로 자주색으로 변했을 때 원료로 사용하는 것이 좋다.

　오디를 깨끗이 물로 씻고, 물기가 가신뒤 오디 1kg, 설탕 600g, 소주 1.8ℓ 담근 뒤 20일 가량 지나면 과즙 침출이 끝나게 된다. 이 때 헝겊으로 걸러 용액만 술병에 저장하여 마신다. 오디에는 유기 산이 아주 적어 신 맛이 거의 없으므로 색깔이 아주 고운 단술이 만들어 진다. 오디술은 혈액 순환을 도와주며 신진대사를 아주 활 발하게 해 준다. 그래서 저혈압, 냉증, 불면증에 좋은 효과가 있는 것으로 널리 알려져 있다. 그래서 선인주 (仙人酒) 라고 하는 이름이 붙을 정도로 명주로 알려져 있다. 오디로 즙을 내면 80% 의 즙액이 얻어지는데 그 안에는 당분이 10% 이상이나 들어 있어서 단맛이 강하게 난다.

　이 오디나무는 열매를 물론 잎새와 나무껍질 그리고 뿌리까지 어느 것 하나 사용되지 아니하는 것이 없다. 그러므로 이 뽕나무는 자연의 신나무라는 호칭까지 받을 정도다.

## 임파선염 및 임파결핵

- 귀밑과 턱 아래 사이가 밤톨같이 부어 오르는 것을 임파선이 부었다고 말하는데, 흔히 볼거리를 앓는 아이들에게 많이 나타난다. 임파결핵은 역시 이와 같은데 한방에서는 이것을 나력 (癩瀝)이라고 하는데 일종의 종창 (腫脹)으로 이것이 심해지면 호흡곤란이 오고 결핵성이면 기침을 하는데 이때는 먼저 결핵을 치료해야 한다.

오디 ………………………………… 1 말

즙을 짜서 끓인 물 2되에 넣어 다시 즙을 짠 뒤 토기에 담아 은은한 불에 물고약이 될 때까지 달인 뒤 사기그릇에 담아 밀봉을 한다. 이것을 매일 3~4차례 식간마다 큰 숟가락으로 하나씩 끓인 물에 오랫동안 온복하면 효과가 있다.

## 호르몬 대머리 (禿頭)

- 중년기 이후가 되면 호르몬 이상으로 머리가 빠져 맨질맨질하게 되는 대머리를 흔이 볼 수가 있다. 이러한 대머리에 털이 나게 하는 처방이다.
- 오디를 즙으로 내서 머리에 자주 바르면 털이 나기 시작한다.

## 흑발고 (黑髮膏 : 머리털을 검게 하는 염색약)

오디 ……………………………… 1근 (600g)
올챙이 ………………………………… 1되

- 사기그릇에 담아 봉한 후 동쪽 처마 끝에 백일 동안 달아놓아 검은 진흙 상태가 될 때까지 매달아 둔다. 검은 진흙이 되면 백발머리에 염색을 하면 백발이 흑발로 된다.

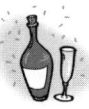

※ 오디술 (桑諶酒)

오디 ……………………………… 5~600g
소주 (燒酒) ……………………… 1.8ℓ

설탕 ···································· 약간

1개월이면 술이 다 익게되는데 이때 오디를 건져낸다. 과실 오디의
숙도에 따라 술 색깔은 분홍으로부터 포도주 빛깔을 거쳐서 아름다
운 자색에 이르기까지 기호대로 낼 수가 있다. 향수의 술이라고 할
수가 있다. 맛이 부드러워 신맛이 강한 매실주와 칵테일을 하면 좋
다. 이 술에는 한마디로 자양강장제 (滋養强壯劑) 의 효과가 있다. 옛
날에는 오디술을 상심주 (桑諶酒) 라고 하였는데 빚는 방법은 오디를
말려 볶아서 헝겊으로 짜낸 물과 끓인 물 한 되에 설탕 2냥중, 계피
가루 4냥중, 포도주 2홉의 비율로 섞어 넣고, 약 1주일간 두어야만
익는다. 이 상심주는 오장을 보하고, 귀와 눈을 밝게 하며, 수종 (水
腫) 을 낫게 하는 효과가 있다 (補五 明耳目治水腫). 오디의 성분은
당분, 유리산 (遊離散), 단백질, 회분 (灰分) 등이며, 이 효과는 강량청
량제가 되며 교미교취 (불쾌한 맛과 냄새 없애기 위해 넣는 약) 약으
로 이용이 된다.

<약용을 할 경우>

상근백피 (桑根白皮), 상엽 (桑葉)
약용부분 : 근피 (根皮), 잎 (葉)
채집기 : 입추 전의 18일간
조제법 : 늦여름

입추 이전에 뿌리를 캐서 껍질을 벗기고 콜크층 (나무 겉 껍질 안쪽
의 부분. 콜크질로 되어 식물체에 물이 드나드는 것을 방지하며 내
부를 보호하는 구실을 한다) 을 제거 한 다음 천일건조 (天一乾燥) 한
다. 흔히 뿌리를 물에 담갔다가 불려서 벗기는데 이것은 약효가 없
다. 회분은 7%, 뿌리의 목부 (木部) 및 그밖의 이물은 1% 이하여야
만 한다. 껍질 벗길 때 쓰는 칼은 구리칼 (銅刀) 을 사용한다. 상근백
피 (桑根白皮) 를 한방에서는 소염성이뇨 (消炎性利尿) 완하 (緩下),
폐 (肺) 에 어혈 (瘀血) 이 생겼을 때의 진해 (鎭咳) 등의 처방에 쓰인
다. 백색으로 약간 단맛이 있는 것이 좋은데 최근에는 혈압을 내리는
작용도 있다고하여 관심을 받고 있다. 예로부터 뽕나무로 젓가락이나
찻잔을 만들어 쓰면 중풍을 예방 (中風豫防) 할 수 있다고 한 말과
부합시켜 생각해 보면 짐작할만 할 것이다. 상백피주 (桑白皮酒) 는

다음과 같이 만드는 것이나 제조과정에서 알콜이 다 발산하므로 술이라고 할 수는 없겠다.

　　상근백피 (동쪽으로 뻗은 뿌리를 잘게 썬 것) ········ 1되
　　오수유근피 (吳茱萸根皮) ····························· 5냥중
　　낭아 (狼牙 : 짚신나물의 뿌리) ······················ 3냥

잘게 썰어서

　　황주 (黃酒) ························· 7되

2되가 되도록 끓인다. 건데기를 버리고 3등분하여 매일 공복에 마신다. 약효는 폐병치료제이다.

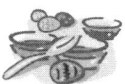 ※ 차 만드는 방법-상엽차 (桑葉茶)

뽕잎을 볕에 말려 사용하는 것이 상엽차이다. 상엽차는 보혈강장 (補血强壯)의 효과가 있고 카페인이 들어 있지 않아 동맥경화증의 환자에게 좋다고 할 수 있다.

　　　　　신선차 (神仙茶)
　　뽕잎 (음력 4월에 채취) ·························· 10근 (6kg)
　　뽕잎 (음력 10월 서리가 내린 후 채취) ······ 5근 (3kg)

합해서 차를 끓인다. 매일 1돈중 (3.75g) 씩 차마시듯 복용하면 된다. 이것을 가루로 만들어 녹두알같이 만들어 온수로 1일 3회 70알 ~100알 정도씩 복용해도 된다. 이 신선차를 오래 복용하면 백발이 흑발이 되고 위장에도 아주 좋다. 그리고 풍습을 제거하고 사지냉통과 마비를 치료하게 된다.

## 뽕나무 (桑木)에 대한 처방

### 해수 (咳嗽) 및 천식 (喘息)

• 해수는 객담 (喀痰)을 의미하는데 기관지에 축적된 분비물이 입을 통해서 체외로 나오는 것을 의미한다. 즉 이것은 기도의 염증에 의해

생기는 끈적끈적한 세균액체라 할 수 있다. 객담은 절대 삼켜서는 안
된다. 만약 삼키게 되면 위장에 들어가 감염을 일으킬 수 있다. 또 천
식은 끈끈한 담을 배출하면서 호흡의 곤란을 느끼는 천명 (喘鳴) 이라
는 소리를 내는데 기관지의 과민이나 심장의 자극 등이 원인이 된다.

상백피 (껍질을 벗긴 속껍질) ·················· 1 냥중 (3.75g)
지골피 (地骨皮 : 구기자 뿌리의 껍질) ······· 1 냥중 (3.75g)
당감초 ················· 5 돈중 (19g)

노랗게 볶아 가루로 만든 것 2.5돈중 (9.5g)에 쌀 1백알을 섞어 묽은
죽을 끓여 매일 3차례 식간마다 복용하면 된다.

### 당뇨병 (糖尿病) 및 갈증 (渴症)

상피 (뽕나무 껍질) ················ 2 냥중 (75g)

노랗게 볶아 삶은 물을 차마시듯 하면 갈증을 멎게 한다.

### 모발탈락 (毛髮脫落) 및 모발이 윤기없을 때

상백피 ··················· 1 근 (600g)

삶아 매일 아침 저녁으로 한 차례씩 머리를 감는다.

상백피 ··················· 1 근 (600g)
측백엽 (側柏葉) ··················· 1 근 (600g)

삶은 물로 씻으면 윤기가 난다.

뽕잎 ··················· 1 돈중 (3.75g)
대마엽 (大麻葉) ··················· 1 돈중 (3.75g)

삶은 물로 머리를 감는다.

### 독종창절 (毒腫瘡節), 단독 (丹毒), 각종 피부 타박상

• 잘 낫지 않는 헌데와 단독 (丹毒) 그리고 타박상, 피부병 등에 효과가
있다.
• 상백피를 으깨어 가루를 만들어 바르고 환부에 붙이면 된다.

상백피 (桑白皮) ·················· 1근 (600g)
물 ···································· 1.8ℓ

삶아 물을 반으로 줄이고 자주 마시면 된다.

## 수종병 (水腫病)

• 몸의 조직 사이에 림프액, 장액 (獎液) 이 많이 괴여서 몸이 붓는 것을 말하는데 신부전증, 신장염 등이 있다.

상백피 (桑白皮) ·················· 5근 (3g)
오디 ·································· 1근 (600g)

유의 재료를 삶고 여기에 소주 반근 (300g) 을 섞어 밀봉하여 7일간 저장한 후 이것을 매일 아침 저녁으로 한 컵씩 복용하면 낳는다.

뽕나무가지 ························· 1근 (600g)
팥 ····································· 1되
물 ····································· 7되

자주 마시면 된다.

## 식은 땀이 날 때

• 서리를 맞은 뽕잎을 수거하여 가루로 만들어 1~2돈중 (3.75~7.5g) 씩 밥물로 먹는데 식간마다 한 차례씩 7일간 계속하면 된다. 중한 사람은 1개월간 계속하면 된다. 이 처방은 눈이 맑아지고 흑발이 되며 대소변이 순조로워 진다.

## 중풍예방 (中風豫防)

뽕잎 (그늘에 말려 썰은 것) ············· 5돈중 (19g)

삶아 차마시듯 한다. 환으로 만들어 먹기도 한다. 따뜻한 술로 6알 정도 먹는다.

뽕잎 ·································· 1근 (600g)
숙잎 ·································· 4돈중 (7.5g)

삶아서 매일 목욕을 한다.

뽕잎을 따끈하게 데워 우러난 물에 손발을 문지른다.

## 풍습증, 관절염

뽕나무 가지 마른 것 ·············· 2냥중 (7.5g)
율무 ································· 2냥중 (7.7g)
물 ····································· 1되

붓고 죽을 끓인다. 뽕나무 가지는 건져내고 3등분하여 1일 3회 식전마다 한 번씩 복용을 한다.

## 양기부족 (陽氣不足) 및 유뇨증 (遺尿症)

• 중년 이후가 되면 하복부가 약해지고 하체가 힘을 쓰지 못한다. 그리고 양기가 부실해지면서 음습 (陰濕) 이 온다. 또 오줌 눌 때도 끝이 마무리가 깨끗이 되지 않고 방울방울 떨어진다. 이런 증세를 유뇨증이라고 한다.

상표초 (桑哨) ······················ 2냥중 (75g)
익지인 (益智仁) ····················· 5돈중 (19g)
인삼 (人蔘) ·························· 2냥중 (75g)
산약 (山藥) ·························· 2냥중 (75g)

가루를 만들어 환약을 넣는다. 식사 전에 30알, 오후 3~4시경에 30알 취침 전에 30알을 복용한다.

## 감기 (感氣) 및 몸살

뽕나무 잎 볶은 것 ··············· 약간
버드나무 잎 (강변) ··············· 약간
소엽 (蘇葉) ······················· 약간
생강 (生薑) ······················· 10조각
큰파 ······························· 7개
물 ·································· 5~6사발

삶아 절반이 될 때 이 물을 매일 3~5회씩 마신다.

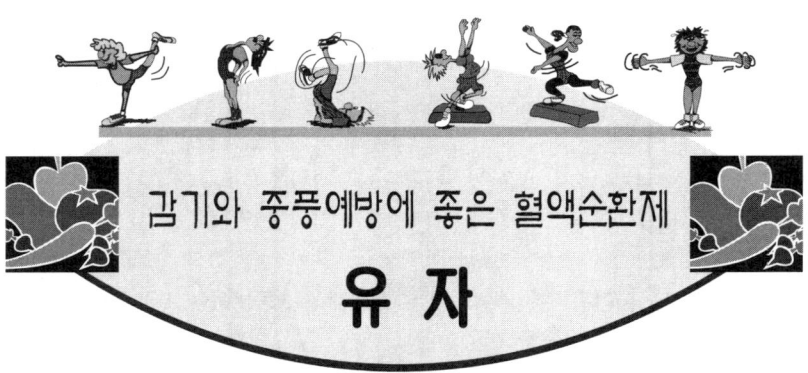

감기와 중풍예방에 좋은 혈액순환제
# 유 자

유자나무는 감귤류로 운향과에 속하는 상록수이다. 다른 감귤류의 나무보다 추위에 더 강해 우리 나라에는 전남과 경남 등지에서 주로 많이 재배되고 있다. 키가 3~4m나 되고 나무가 단단하고 가시가 있다. 잎은 긴 달걀모양인데 초여름에 희고 작은 꽃(五辨花)이 핀다. 직경 4~7cm의 편편한 원형의 백황색 과실이 밀감처럼 초겨울에 익는다.

원산지는 중국의 국경 티벳이라고 하는데 속에는 12쪽의 씨가 들어 있다. 그런데 다른 감귤류는 껍질이 2~30% 가량인데 유자는 껍질이 많아 50% 이상이다. 이 유자에는 비타민 C가 많다고 하는 레몬과 네이블의 3배가 넘는다. 예로부터 유자는 '감기치료약의 명약' 이라고 한것은 바로 비타민 C의 함량 때문이라 할 수 있다. 감기, 신경통, 풍의 치료와 예방에 이 비타민 C가 인정을 받고 있는 것은 이미 알려진 사실이다. 유자 속에는 '헤스페레틴' 이라고 하는 물질이 들어 있는데, 이 성분은 비타민 P와 같은 효력이 있어 모세 혈관을 보호하고 강하게 하는 힘이 있다. 그렇기 때문에 '중풍에 유자가 좋다'라고 하는 것은 확실히 근거가 있는 이야기라 할 수 있다. 유자의 노란 색깔은 비타민 A의 모체인 카로틴이다. 유자에는 1,500IU의 비타민 A가 카로틴의 형태로 들어 있다. 그 밖에 새콤한 맛의 성분인 구연산이 4% 가량들어 있는데 이것은 우리 몸의 피로를 가장 잘 풀어주는 역할을 하며 소화액의 분비를 도와 주기도 한다. 이것 말고도 칼슘, 칼리 등의 무기질도 아주 많이 들어 있다.

'유자청'은 유자를 꿀에 잰 식품으로 처음 물기없이 마른 수건으로 깨끗하게 닦은 후 3mm가량으로 둥글게 저며 설탕이나 꿀에 잰다. 이렇게 해서 절여둔 유자와 유자청을 차 대용으로 마신다. 유자를 직접 끓이게 되면 떫은 맛이 우러나기 때문이다. 유자를 저미지말고 통째로 구멍을 송송 뚫은 후 작은 항아리에 6할쯤 넣고 끓인 설탕물(설탕물 600g에 물 10컵의 비율)을 식혀 부으면 깨끗한 유자청을 얻을 수도 있다. 동지(冬至) 전후에 유자탕에 들어가 목욕을 하면 일년내내 감기 한 번 걸리지 않는다는 이야기가 옛날부터 전해지고 있다.

유자의 민간요법으로는 오래전부터 여러 가지 전해지고 있는데 몇가지 예를 살펴 보면 다음과 같다.

목에 가시가 걸렸을 때나 신경통일 경우 씨를 빻아서 달여 먹고, 티눈과 사마귀에는 이 씨를 태운 다음 밥에 버무려서 환부에 붙이면 된다. 산모가 유산을 했을 때나 산후 복통(腹痛)에는 이 유자 껍질을 달여 먹으면 잘 낳는다. 유자 열매를 반으로 잘라 속을 완전히 꺼내고 그 속에 들기름으로 버무린 된장을 양쪽에 채워넣고

다시 짝을 맞추어 겉 껍질이 약간 탈 때까지 굽는다. 이 들기름 된
장을 유자 된장이라고 하는데, 밥맛이 없을 때나 소화가 잘 되지
않을 때 먹으면 좋다.

### 기관지염 및 천식 폐결핵

• 이 경우 객담 (喀痰)이 나오는데 거담 (祛痰)이 필요하다.
— 울담 (鬱痰) : 신경성 장애로 신진대사가 저하되어 생기는 노폐물
 이 뭉쳐서 나타난다. 이것을 조담 (燥痰)이라고 하기
 도 한다.
— 냉담 (冷淡) : 담의 한 종류로 팔다리가 차며 마비가 오고, 근육이
 군데군데 뭉쳐 쑤신다. 신경통과 유사하다고 할 수
 가 있다.
— 식담 (食痰) : 소화기능의 장애로 신진대사에 이상을 일으켜 노폐
 물이 쌓여 복간 내에 덩어리가 생기고 비만증이 오
 는 증세다.

   유자 껍질 ·························· 10~12g
1회분 기준으로 달여서 하루 3회 4~5번 복용을 한다.

### 혈액순환제 (血液循環劑)

   유자 껍질 ·························· 10~12g
1회분 기준으로 달여서 1일 2~3회 복용. 1주일간 복용한다.

### 목에 가시가 걸렸을 때

• 식사중에 생선가시가 목에 걸리는 경우가 간혹 있는데 가시도 보이
 지 않고 따끔따끔한 통증이 있고 답답하다.
• 유자차나 유자 달인 물을 3회 정도 복용을 한다.

### 곽란 및 토사곽란

• 주로 여름철에 많이 발생하며 음식에 체하여 토하고 설사가 나는 급
 성 위장병, 급성 위염 등을 두고 말한다.

• 유자 껍질을 10~12g 1회분 기준으로 달여서 4~5회 복용한다.

## 조갈증 (燥渇症 : 당뇨병)

• 일반적으로 당뇨병을 조갈증이라 한다. 물을 마셔도 마셔도 자꾸 갈 증이 생기기 때문에 생긴 이름이다. 이것은 내열 (內熱) 때문에 조갈 이 나는 것이며 혈액이나 조직내 염분 농도와 관계가 있는 것으로 짐작하고 있다. 예를 들면 몸의 움직임이 심할 때, 땀을 많이 흘렸을 때, 몸에 열이 심할 때, 부종이 있는 질병, 요붕증 (尿崩症), 당뇨병, 위카다르 등등 수없이 많다.

• 열매껍질 10~12g을 1회분 기준으로 달여서 1일 2, 3회씩 4~6일 복 용한다.

## 유종 (乳腫)

• 젖에 나는 종기로서 유선염, 유옹 (乳癰) 과 같은 맥락으로 보며 대개 4~50대에 많이 걸린다.

• 열매껍질 10~12g을 1회분으로 달여서 1일 2~3회씩 10일 이상 복용 한다.

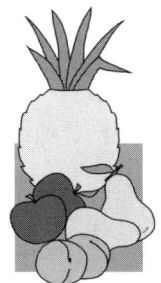

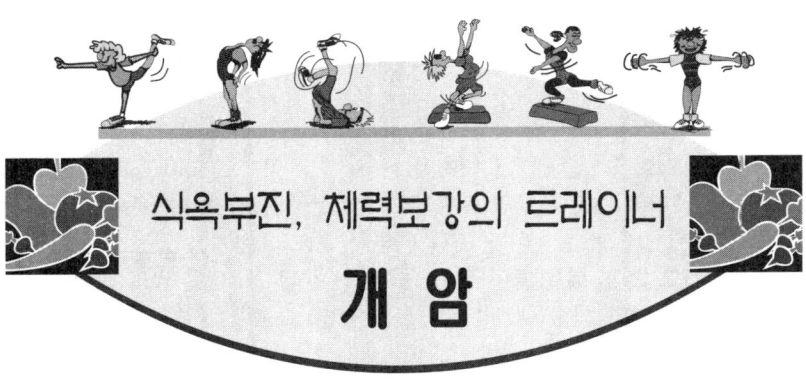

식욕부진, 체력보강의 트레이너
# 개 암

    개암나무 열매는 '도토리'와 비슷하다. 껍데기는 노르스름한 젖빛이며 속살은 유백색이고, 맛은 아주 고소하다. 당분, 칼슘 그리고 비타민 성분이 풍부하다. 개암은 개암나무과에 속하는 열매다. 낙엽활력의 관목인데 한방에서는 진자(榛子)라고 부른다. 나무는 높이 2~3m가량 자라며 잎새는 타원형이다. 잎새 둘레는 톱니가 있다. 봄에 꽃이 피는데 수꽃은 암갈색, 암꽃은 녹색을 띠며 한 나무에 같이 핀다. 양지바른 따뜻한 곳에 잘 자라며 우리 나라와 일본, 유럽 등지에 널리 퍼져 있다.

    밤, 은행, 호도와 같은 단단한 견과(堅果)로서 10월에 열매가 익는다. 옛 이야기에 곁들여 있는 이 개암은 '도깨비를 내 쫓은 과실'로 알려져 있는 전설이 있다. 이 과실은 주로 개암죽, 개암장, 개암사탕 등으로 먹는다. 그러나 유럽 개암은 당질이 9.3%나 되고 단백질이 13.9%, 지방은 65.6%으로 우리 나라의 개암과는 전혀 다르다. 우리 나라에서 야생되는 개암은 성분이 밤과 비슷하다. 특히 칼슘성분이 많이 들어 있어서 발육기에 있는 어린이들에게는 좋은 과실이라 할 수가 있다. 뿐만 아니라 이 개암의 성분이 알칼리성 식품으로 호평 받고 있다. 개암은 오랫동안 계속해서 먹으면 위와 장을 튼튼하게 해주기 때문에 어린이에게는 그만이다.

성미는 순하면서도 단맛을 갖고 있다. 독성이 없으므로 장기간 복용해도 해가 없으며 소화성이 좋은 탄수화물과 비타민류를 가지고 있기 때문에 기력을 돕고 위와 장을 튼튼하게 해준다. 그래서 개암을 장복한 사람은 배고픔을 모를 정도로 영양가가 풍부하다. 최근 농촌에서는 이러한 이유 때문에 개암나무를 재배하는 곳도 있다고 한다.

개암을 속에 넣고 밀가루와 설탕을 겉에 발라 만든 사탕이 개암 사탕이다. 또 개암장이란 개암을 넣고 담가서 오래 묵혔다 먹는 간장을 두고 말한다. 그러나 뭐니뭐니해도 개암은 개암죽이 최고로 꼽히고 있다. 그것은 병후 회복에 좋은 음식이기 때문이다.

### 수술, 병을 크게 앓고 난 뒤, 나른하고 입맛이 없을 때

진자 (개암) ........................ 80g
산약 ................................. 40g
당삼 ................................. 16g
진피 (陳皮) ........................ 16g

물에 달여 먹는다. 개암나무의 잎에는 플라보노이드 그리고 나무 껍질에는 탄닌산이 5% 정도 들어 있다. 이렇게 해서 먹으면 입맛을 돋구워 주며 속을 고르게 한다. 또한 눈을 밝게 하는데도 사용이 된다.

## 간장보호 (肝臟保護) 및 비위허약 (脾胃虛弱)

• 껍질을 벗긴 알맹이 20g 을 1 회분 기준으로 달이거나 1~3 회씩을 10 일 이상 복용하면 소화가 잘 안되고 가벼운 구역질을 할 때 효험을 볼 수가 있다.

## 식욕부진 (食慾不振)

• 식욕이 줄어 들거나 아니면 없는 상태로서 소화기 질환, 호흡기 질환, 간, 신장 질환, 결핵성 질환, 열성병, 신경성결핍증, 히스테리 등으로 인한 위의 긴장 및 수축 부조 (不調), 위액분비이상, 소화불량 등 주로 신경성 때문에 일어난다.
  — 위산과다증 및 위염 : 위가 꽉 찬듯하여 식욕이 없고, 명치 끝이 피로움을 느끼는 증세
  — 음식을 먹고 싶어도 배가 차서 얼마 먹지를 못한다.
  — 식욕이 없으면서 혈색도 좋지 않고 타액이 고이며 피로가 잘 오는 증세
  — 위가 거북하고 손발이 찬 증세
  — 위에 가스가 차서 음식을 먹을 수 없고, 위 팽만 증세와 함께 트림이 나고 물이 입으로 올라오는 증세
  — 감기, 유행성 감기, 악성 구토, 열이 있는 병, 흉협고만 (胸脇苦滿), 신경성 소화불량
  — 식적 (食積) : 소화장애로 옆구리가 팽만해져 식욕이 떨어지고 배변 복통이 가라앉지 않는 증세
  — 신경성 식욕 결핍증 : 기분이 울적하고 음식이 당기지 아니하겨 점점 여위어진다.
• 씨 껍질을 벗긴 알맹이 15~20 개를 1 회분 기준으로 해서 달여서 1 일 2~3 회씩 10 일이상 복용한다.

## 체력보강 (體力補强)

• 몸의 힘, 몸의 작업능력 또는 활동능력, 저항능력을 더 튼튼하게 하기 위한 경우를 말한다.

• 씨 껍질을 벗긴 알맹이 15~20g 개를 1회분으로 달여서 1일 2~3회 20여일 복용한다.

## 허약체질 (虛弱體質)

• 몸은 크고 살은 쪘지만 근육이 단단하지 않는 두부살이나 체력이 약해보이는 체질을 말한다. 점막의 저항력이 약하기 때문에 경미한 증상에도 헐거나 짓물러기가 쉽다. 또한 편도선염, 폐렴, 기관지 카다르, 두드러기, 장 카다르 등에 걸리기 쉬운 체질이다. 특별한 처방은 없으나 아래의 처방으로 소화흡수를 도와서 원기를 되찾아 좋은 결과를 가져온다.

• 씨 껍질 벗긴 알맹이 15~20g을 1회분 기준으로 달이거나 아니면 생식으로 1일 1~2회 10여일 이상 복용을 한다.

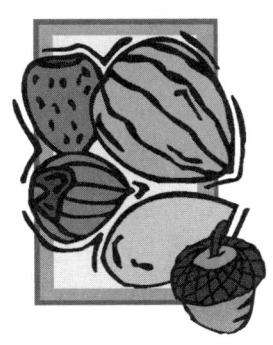

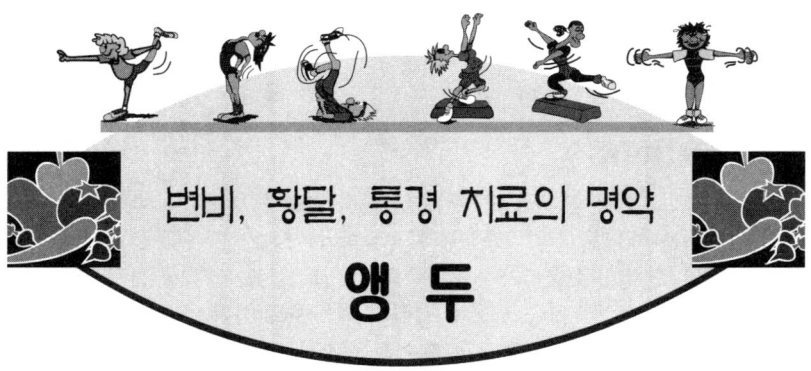

# 변비, 황달, 통경 치료의 명약
# 앵 두

앵두는 작고 빨갛게 익는 열매 과일인데 모양 자체가 보기만 해도 먹음직스럽다는 인상을 받는다. 이 열매는 장미과에 속하는 과일나무이다. 전국적으로 분포되어 양지바른 산기슭에서 자라며 집의 담주변에 흔히 많이 심는다. 이것은 열매가 시각적으로 아름다움을 나타낼 뿐만 아니라 약용으로도 이용이 되기 때문이다.

높이는 3m 정도이며 잎이 지는 관목이다. 잎새는 계란을 거꾸로 세워놓은 모양과 흡사하고 타원형이다. 잎새 끝으로 가면서 점점 뾰쪽해진다. 4~5월에 꽃이 피고 5~6월에 열매가 익어서 입안에 넣고 싶은 욕망이 생긴다. 익은 열매는 빨간색의 둥근형으로 직경이 약 1cm에 불과하다. 앵두나무의 잎에는 '쿠에루시틴', 나무에는 '토메닌'이라고 하는 성분이 들어 있다. 그리고 열매에는 '아스코르빈산'과 '탄수화물' 등 많이 들어 있어서 피로(疲勞) 회

복을 빨리 해주는 작용이 있다. 또한 유기산과 펙틴질이 들어 있는데 이것은 갈증 해소와 해독작용을 하고 있다. 앵두나무를 담장 안에 심는 이유는 앵두나무를 심어두면 집 안에 뱀종류가 일체 범접을 못한다고 전해지기 때문이다.

## 대변 불통 및 변비

- 대변이 직장 안에 오래 머물고 있는 상태를 대변불통이라 한다. 여러 가지 원인이 있겠으나 대개 직장에서 오래 머물고 잔류하는 동안 대장에 수분이 모두 흡수되었기 때문에 대변이 불통이라 하고 때로는 변비라고 이름 붙인다. 물론 이 변비의 습관은 사람마다 차이가 있고 또한 음식물 섭취에 따라 다를수도 있다. 일반적인 원인을 보면 대개 질병으로 오는 것과 다른 기능 장애에서 오는 것으로 나눌 수 있다. 물론 신경성도 좌우한다 할 수 있으니 대변불통이나 아니면 변비가 결코 한가지 원인에서만 온다고 할 수가 없다.
- 씨 껍질 벗긴 알맹이 5~6g을 1회분 기준으로 달이거나 생식으로 3~4회 복용을 한다.

## 뱀에 물려 몸에 독이 퍼졌을 때

- 뱀 중에서도 독사 같은 뱀은 독이 강하다. 혈관을 물리게 되면 2~3분 이내에 독이 몸에 퍼져서 온몸이 붓고 심한 경우에는 생명을 위협받게 된다.
- 알맹이를 곱게 짓이겨 환부에 붙인다.

## 유전증 (遺精症)

- 자신도 모르게 정액이 흘러 나오는 증세이다. 주로 잠자는 동안에 정액이 유출되는 경우이며 결석신경계 (結石神經系)의 질환, 기생충, 신경쇠약, 요도임질, 치질, 포경, 기타 중병 등으로 일어나는 경우가 많다. 그리고 강중병 (强中病)이라고 하는 과다한 성교 (性交), 약물

과다 복용, 남용 등으로 남자의 성욕이 이상적으로 항진되어 교접 직전에 사정해 버리는 현상이다.

• 껍질을 벗긴 알맹이 5~6g을 1회분 기준으로 달여서 1일 2~3회씩 4, 5일간을 복용을 한다.

## 통 경 (通經)

• 처음에 시작되는 월경이 순조롭지 않을 경우이다. 이는 호르몬이상에서 오는 것으로 보고 있다.

• 껍질을 벗긴 알맹이 5~6g을 1회분 기준으로 달이거나 아니면 환제 또는 산제로 해서 2~3회 복용을 한다.

## 황 달 (黃疸)

• 특히 간장 질환에 많이 나타나는 징후로서 차고 습한 기운과 내열의 작용에 의해서 혈액이 소모되면서 나타나는 증세이다. 담낭의 담즙이 십이지장으로 흘러가는 구멍이 막히거나 아니면 간장병이 생겼을 경우 담즙 속에 있는 "빌루리빈 (Bilirubin)이라는 황색 색소가 혈액 속으로 들어가 생긴다. 더 심해지면 눈과 입은 물론이고 피부색까지 누렇게 변하며 심하면 온몸이 다시 갈색으로 변하게 된다. 이때는 전신 권태와 식욕 부진 그리고 두통과 토기가 일어나고 아래 늑골에 간혹 통증이 온다. 또한 방귀가 자주 나오고 오줌 색깔도 흰색으로 변해서 천에다 대면 노란 물이 베어 나온다.

— 간경변증 또는 간장암 등에서 오는 황달 배가 팽팽하게 붓고 복수가 생긴다. 이때는 완치하기가 어렵다.

— 식욕부진, 소변 양의 감소, 발열 등의 황달 급성 간염의 초기 증세이다.

— 구갈과 함께 오줌이 조금씩 나오는 황달

— 구갈, 토기, 오심이 따르고 오줌이 잘 안나오는 황달

— 배가 몹시 팽팽하면서 오줌이 붉고 양이 적은 황달

— 곡달 (穀疸): 음식물을 고루 먹지 않고 곡류만 먹어서 생기는 황달

— 여로달 (女勞疸): 과로나 성교 과다에서 오는 황달, 오한이 들어

열이 심하고 오줌이 잦으며 이마가 거므스름해 진다. 흑달이라고
하기도 한다.
— 주달 : 술중독으로 소변 불통, 발열 따위 증세를 이르키는 황달
— 황한 (黃汗) : 열이나고 몸이 부으며 누런 땀이 나는 증세
— 간비 (肝痺) : 대엽성간염 (大葉性肝炎) 으로 황달증세가 나타난다.

• 씨 껍질을 벗긴 알맹이 5~6g 을 1회분으로 기준해서 달이거나 가루
로 해서 1일 2~3회씩 약 10여일 복용한다.

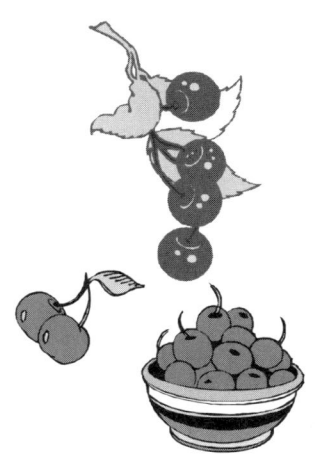

판권본소 권사유

**신비한 과일요법**

2017년 12월 25일 인쇄
2017년 12월 30일 발행

**지은이** | 황　　종　　찬
**펴낸이** | 최　　상　　일
**펴낸곳** | 태 을 출 판 사
서울특별시 중구 다산로38길 59(동아빌딩내)
**등　록** | 1973. 1. 10(제4-10호)

ⓒ1999. TAE-EUL publishing Co.,printed in Korea
※잘못된 책은 구입하신 곳에서 교환해 드립니다.

■ **주문 및 연락처**
우편번호 0 4 5 8 4
서울특별시 중구 다산로38길 59 (동아빌딩내)
전화 : (02)2237-5577　팩스 : (02)2233-6166

ISBN　978-89-493-0519-6　　　13510